PUBLICATIONS DU *PROGRÈS MÉDICAL*

BIBLIOTHÈQUE D'ÉDUCATION SPÉCIALE

II

RAPPORTS ET MÉMOIRES

SUR LE

SAUVAGE DE L'AVEYRON

L'IDIOTIE ET LA SURDI-MUTITÉ

PAR

ITARD

AVEC UNE

APPRÉCIATION DE CES RAPPORTS

PAR DELASIAUVE

PRÉFACE

PAR BOURNEVILLE

Médecin de la section des enfants nerveux et arriérés de Bicêtre.

ÉLOGE D'ITARD

PAR BOUSQUET

Avec portrait du Sauvage.

PARIS

AUX BUREAUX DU PROGRÈS MÉDICAL
14, rue des Carmes, 14

FÉLIX ALCAN
ÉDITEUR
108, boulevard St-Germain, 108

1894

BIBLIOTHÈQUE SPÉCIALE

RECUEIL
DE MÉMOIRES
SUR L'IDIOTIE

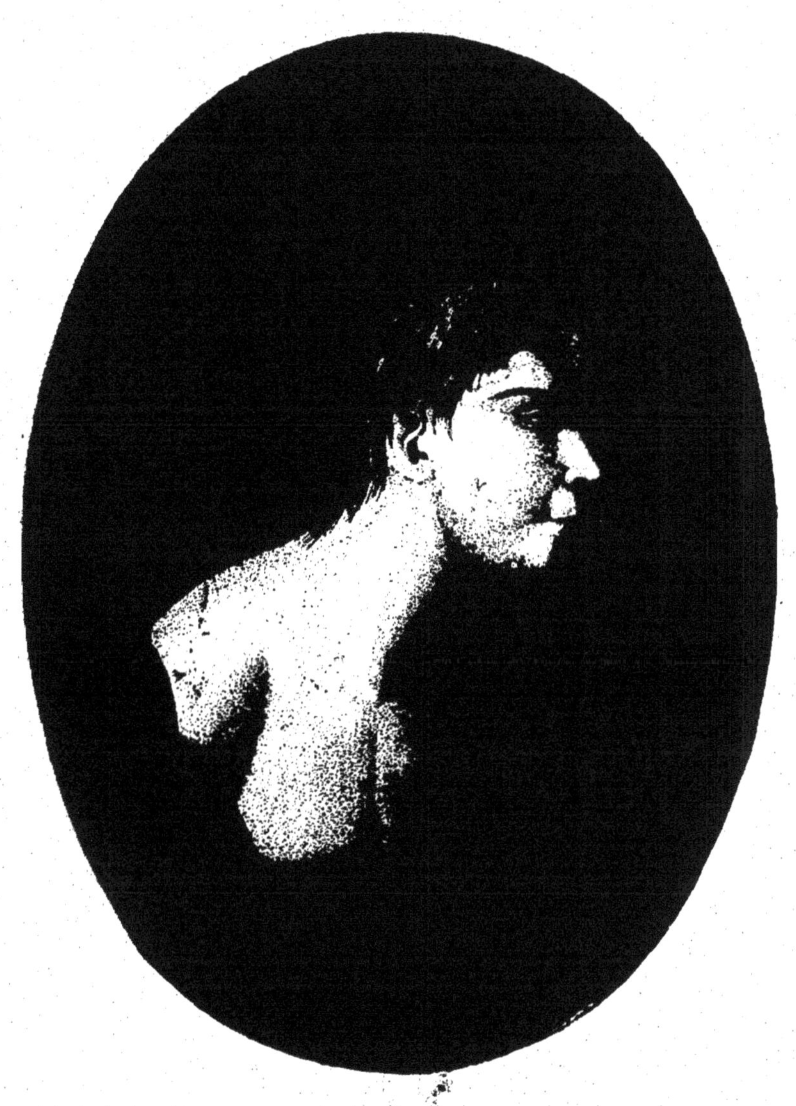

LE SAUVAGE DE L'AVEYRON

Ayant 26 cicatrices tant au corps qu'à la tête.

PUBLICATIONS DU *PROGRÈS MÉDICAL*

BIBLIOTHÈQUE D'ÉDUCATION SPÉCIALE

II

RAPPORTS ET MÉMOIRES

SUR LE

SAUVAGE DE L'AVEYRON

L'IDIOTIE ET LA SURDI-MUTITÉ

PAR

ITARD

AVEC UNE

APPRÉCIATION DE CES RAPPORTS

PAR DELASIAUVE

PRÉFACE

PAR BOURNEVILLE

Médecin de la section des enfants nerveux et arriérés de Bicêtre.

ÉLOGE D'ITARD

PAR BOUSQUET

Avec portrait du Sauvage.

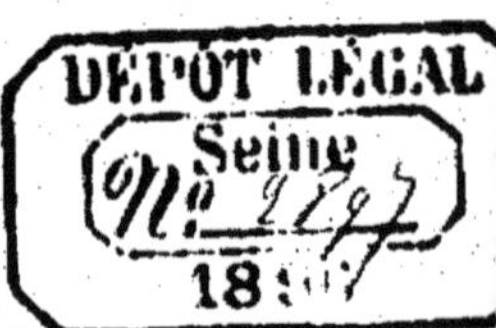

PARIS

AUX BUREAUX DU
PROGRÈS MÉDICAL
14, rue des Carmes, 14

FÉLIX ALCAN
ÉDITEUR
108, boulevard St-Germain, 108

1894

PRÉFACE

Nous avons entrepris, il y a trois ans, sous le titre de BIBLIOTHÈQUE D'ÉDUCATION SPÉCIALE, la publication des principaux travaux français relatifs aux différentes formes de l'*Idiotie*. On sait que par ce mot on désigne un état mental, physique et moral, conséquence, non pas d'une seule maladie, mais d'un grand nombre de maladies d'origine héréditaire et fœtale (arrêt de développement avec ou sans malformations) ou acquises (traumatismes obstétricaux, asphyxie à la naissance, convulsions, encéphalites, scléroses atrophiques ou hypertrophique, etc.). Le mot idiotie, on le voit, résume en quelque sorte la plupart des *maladies congénitales* et *chroniques* du *sytème nerveux chez les enfants*.

Très rares encore aujourd'hui dans notre pays les services consacrés à ces malades — aux idiots comme on dit — iront, nous l'espérons, en augmentant (1). Des efforts sérieux ont lieu dans ce sens. Les médecins chargés de ces services et leurs auxiliaires, internes, instituteurs et institutrices, infirmiers et infirmières, auront besoin d'avoir en main tous les documents,

(1) L'Angleterre, les États-Unis, puis l'Allemagne et l'Autriche possèdent de nombreux asiles consacrés à cette catégorie de malades.

épars dans les Recueils spéciaux, capables de les renseigner, les uns à tous les points de vue (anatomique, clinique, thérapeutique et pédagogique), les autres plus spécialement au point de vue éducateur.

C'est afin de mettre les médecins — les seuls vraiment compétents pour diriger de tels services — à même d'être personnellement très au courant de tout ce qui leur est nécessaire, indispensable, dans l'accomplissement de ces difficiles fonctions, que nous avons cru utile d'entreprendre cette Bibliothèque spéciale, collection des travaux que nous avons lus avec fruit et qui nous paraissent de nature à faciliter leur tâche professionnelle et humanitaire.

Cette publication, qui nous occasionne plus de recherches et de peine qu'on ne peut le supposer, le volume en main, est en outre onéreuse. Et nous ne l'aurions certainement pas entreprise si nous n'avions eu la faculté de la faire composer et tirer à l'atelier d'imprimerie des Enfants de Bicêtre. D'ailleurs ce sont eux et leurs camarades qui sont les premiers à en bénéficier, puisque les livres pleins d'enseignement qui forment cette Bibliothèque sont mis aussitôt leur apparition entre les mains de leurs instituteurs, de leurs institutrices et des personnes qui les soignent.

* * *

Ce second volume est consacré à des mémoires d'Itard, peu ou pas du tout connus de la génération médicale actuelle et à part peut-être quelques très rares exceptions tout-à-fait ignorés du monde universitaire. En voyant Séguin vanter en maints endroits de son livre les travaux médico-pédagogiques d'Itard, nous nous sommes rappelé la note de notre vénéré maitre Delasiauve sur le *Sauvage de l'Aveyron* Nous l'avons relue et cette lecture nous a donné l'idée de nous reporter aux deux rapports d'Itard.

Une étude attentive de ces rapports, pleins d'aperçus originaux, d'indications ingénieuses, de procédés pédagogiques spéciaux, nous a décidé à les faire réimprimer, convaincu que, suivant les expressions de M. Delasiauve, ces rapports constituent « un premier chapitre important de l'éducation des idiots », et que, le faisant, nous accomplissons « un acte de réparation envers l'auteur et comblons une lacune de la science.»

La connaissance des deux rapports d'Itard nous a entraîné à lire l'Éloge de ce savant prononcé à l'Académie de médecine le 1er décembre 1839 par Bousquet, l'un de ses amis. Nous n'avons pas perdu notre temps car nous y avons trouvé la mention de deux mémoires concernant l'objet même de notre publication et qui, de même que les Rapports sur le Sauvage de l'Aveyron, sont pleins d'enseignements utiles : l'un est intitulé *Mémoire sur le mutisme produit par la lésion des fonctions intellectuelles*, l'autre *De l'éducation physiologique du sens auditif chez les sourds-muets.*

*
* *

A son arrivée à Paris, le Sauvage de l'Aveyron fut examiné par Ph. Pinel et par Itard. Il nous a été impossible, malgré des recherches nombreuses dans lesquelles nous avons été aidé par M. le Dr Dureau, bibliothécaire de l'Académie de médecine et par M. Jules Soury (de la Bibliothèque nationale), de retrouver la communication qu'aurait faite Pinel à l'une des sociétés savantes de l'époque (voir p. XXX). En tout cas, nous savons que, pour lui, le Sauvage de l'Aveyron était atteint d' « *idiotisme incurable* ». Tout autre était l'opinion d'Itard, imbu des idées de Condillac : il crut à la perfectibilité de l'enfant et cette erreur de diagnostic nous a valu ses deux beaux rapports.

Au lieu d'en donner nous-même une idée générale, nous avons pensé qu'il était préférable de reproduire dans ce volume l'appréciation qu'en a faite M. Delasiauve. Outre que le lecteur y gagnera en raison de la haute compétence de notre regretté Maitre, ce sera une occasion pour nous de lui rendre un nouvel hommage. Nous nous contenterons par conséquent de quelques réflexions sommaires.

*
* *

Parmi les idées exposées par Itard en ce qui concerne les *enfants anormaux*, les sourds-muets entre autres, nous devons relever la comparaison, appuyée sur les faits, entre les résultats que donne l'*éducation* INDIVIDUELLE et l'*éducation* COLLECTIVE. Les avantages de cette dernière sont incontestables. Nous pourrions invoquer notre expérience personnelle, mais nous préférons rappeler l'opinion identique, formulée en ce qui concerne les idiots, par M. Delasiauve, à propos de l'élève d'Itard. « *L'*ISOLEMENT, écrit-il, *n'est pas propice à l'émulation*. Comme les enfants ordinaires la rivalité stimule les idiots. Quand un exercice leur plaît et qu'ils y réussissent, c'est à qui imitera ou surpassera son camarade. »

L'une des causes qui ont fait que les efforts, l'ingéniosité et l'intelligence d'Itard n'ont pas été plus fructueux tient certainement à l'AGE déjà avancé de son élève, lorsqu'il lui a été confié. Avec raison il signale comme un obstacle à son éducation ses anciennes habitudes de liberté des champs, d'où la nécessité de lutter non seulement contre les lésions cérébrales qui ont occasionné l'arrêt de développement des facultés intellectuelles, mais aussi contre les habitudes contractées dans sa vie de sauvage. Or, en soumettant DE BONNE HEURE, les enfants de ce genre au *traitement médico-pédagogique*, l'entreprise est moins difficile, car on n'a qu'à remédier à l'état cérébral et non plus par surcroit, à de mauvaises habitudes qu'on n'a pas laissé contracter.

Le premier rapport montre qu'il a fallu neuf ou dix mois à Itard pour obtenir l'éveil des facultés de son élève et lui faire acquérir un nombre de notions encore bien restreint. Le second rapport, fait cinq ans après, met en relief les nouveaux progrès réalisés par le Sauvage de l'Aveyron. Bien qu'il soient comparativement moins considérables que ceux qui avaient été enregistrés durant la première période, ils témoignent encore plus, si c'est possible, de la peine que s'est donnée Itard, de sa bonté et de sa patience extraordinaires.

Si nous insistons sur ces points, c'est pour exciter le zèle et le dévouement de ceux qui se consacrent à l'éducation et au traitement des enfants idiots et arriérés. C'est aussi pour que les médecins se rendent compte eux-mêmes des difficultés d'une semblable tâche et fassent comprendre aux familles que la première période du *traitement médico-pédagogique* est hérissée d'innombrables difficultés; qu'elles s'illusionneraient par conséquent si elles s'attendaient à une grande et rapide transformation, mais qu'elles doivent faire au médecin et à l'instituteur un long crédit : à cette condition seulement elles peuvent avoir la satisfaction de voir des enfants, qui paraissent leur être d'autant plus chers qu'ils sont plus malheureux, se rapprocher, à des degrés divers et souvent inattendus des enfants normaux.

⁂

Si, avec Séguin et avec Delasiauve, nous devons équitablement considérer Itard comme le promoteur de l'*éducation des idiots*, nous devons rappeler qu'après Jacob Rodrigues Pereire dont la méthode d'ailleurs avait été tenue secrète, il est aussi, nouveau titre à la reconnaissance des hommes, le *créateur de l'enseignement de la parole aux sourds-muets*. On semble l'avoir oublié dans ces derniers temps en attribuant à d'autres le mérite qui lui appartient d'avoir réalisé cet immense progrès. Nous en faisons juge le lecteur. Et après examen, nous avons la conviction qu'avec nous il pensera qu'Itard, plus que tous les abbés qu'on a glorifiés pour leur sollicitude charitable envers les sourds-muets, mérite d'être mis au rang des bienfaiteurs de l'humanité et des hommes dont s'honore le plus notre pays.

BOURNEVILLE.

18 Mars 1894.

ÉLOGE HISTORIQUE

DE

M. ITARD

Lu dans la séance publique du 1er décembre 1839 de l'Académie de médecine

Par A. BOUSQUET

SOUS LA PRÉSIDENCE DE M. HUSSON

Jean-Marc-Gaspard ITARD naquit en 1775, à Oraison, petite ville de l'ancienne Provence, maintenant comprise dans le département des Basses-Alpes.

Dès l'âge de sept ans, il quitta la maison paternelle, et se rendit à Riez, auprès d'un oncle qui se fit un titre de son ministère pour diriger l'éducation de son neveu : cet oncle était chanoine de la cathédrale. Le jeune Itard commença ses études au collège de Riez et alla les terminer à Marseille, chez les pères de l'Oratoire. Ses études finies, il reprit le chemin de Riez où il passa encore deux ans.

Son père le destinait au commerce, et, pour lui en inspirer le goût, il eut l'attention de le placer dans une des plus riches maisons de banque de Marseille, espérant que le spectacle d'une grande fortune agirait plus efficacement que ses paroles sur la tête d'un jeune homme. C'était à la fin de 91. Ouverte sous les plus heureux auspices, la Révolution française poursuivait le cours de ses utiles réformes; mais déjà l'orage commençait à gronder; bientôt toute l'Europe est en armes; la France, effrayée des dangers que couraient ses libertés, appelle à sa défense tous les Français de dix-huit à vingt-cinq ans: M. Itard en avait dix-neuf. Que va-t-il devenir? Rassurez-vous. Son père et son oncle veillent sur lui. Avant de songer au salut de la patrie, les deux frères songent qu'ils n'ont qu'un fils, un fils qu'il faut à tout prix enlever aux hasards de la guerre. La trahison venait d'ouvrir les portes de Toulon aux Anglais. L'hôpital militaire momentanément transféré à Soliers, était dirigé par un citoyen de Riez; l'abbé Itard en était connu; il lui adressa son neveu; en le suppliant de l'employer dans le service de santé, son neveu qui de sa vie n'avait mis les pieds dans un hôpital, et qui n'avait jamais ouvert un livre de médecine. Sa confiance ne fut point trompée. M. Itard fut employé comme chirurgien de 3e classe, et ce titre lui révéla sa vocation.

Cependant la Corse s'était séparée de la métropole et avait proclamé son indépendance. Le gouvernement méditait le moyen de la faire rentrer dans le devoir; une expédition se préparait: M. Larrey en devait être le chirurgien en chef, et fut envoyé en cette qualité à Toulon. En attendant le moment de prendre la mer, cet habile chirurgien préludait à la gloire qui devait rendre son nom si célèbre par des cours publics d'anatomie et de chirurgie. Heureux de trouver un si bon maître, M. Itard en suivait assidûment les leçons; son application le fit remarquer, et lorsqu'en 1796, M. Larrey revint à Paris, M. Itard le suivit et entra sous ses ordres au Val-de-Grâce. Peu de temps après son arrivée, une place de chirurgien de 2e classe devient vacante: un concours est ouvert; M. Itard y entre et l'emporte sur ses compétiteurs.

Il était encore dans l'ivresse du triomphe lorsqu'il reçut l'ordre de partir sur-le-champ pour aller occuper un poste qui lui était désigné; mais il sentait trop bien les avantages de la capitale pour y renoncer, et il donna sa démission.

A cette époque, deux hommes supérieurs, quoiqu'à des titres différents, se disputaient l'enseignement médical et divisaient les élèves: Pinel, habitué à l'enseignement des mathématiques ne pouvait supporter les variations de la médecine, qu'il rejetait sur le vice de ses méthodes. Séduit par l'exemple des naturalistes, il les prit pour modèles, et, pour se donner le droit de les imiter il commença par établir que la médecine n'est qu'une branche de l'histoire naturelle, oubliant trop peut-être que les objets dont elle s'occupe sont loin d'avoir la même fixité, et qu'elle se propose un but bien différent.

Doué d'un esprit moins étendu, mais plus original, Corvisart n'avait pas à se défendre contre les dangers d'une première éducation. En toutes choses, il voyait le but et il y marchait sans regarder autour de lui. Comme il ne voulait connaitre les maladies que dans la seule pensée de les guérir, il les étudiait au lit des malades, telle que la nature les présente et sans attendre aucune lumière étrangère. Ses modèles à lui n'étaient ni Aristote, ni de Jussieu, ni Pline, ni Buffon, il ne reconnaissait pour ses maitres que les médecins, et parmi ceux-ci il choisissait de préférence les praticiens, tels que Sydenham et Stoll, dont il a fait graver les sentences sur les murs de l'amphithéâtre où il développait leur doctrine.

M. Itard s'enrôla sous la bannière de Pinel. A la fin de sa carrière l'impression produite sur lui par la lecture de la *Nosographie* n'était pas encore effacée. Il aimait à se rappeler les luttes qu'il avait soutenues pour les doctrines de son choix; mais l'âge, en mûrissant sa raison, avait singulièrement refroidi son enthousiasme pour l'ouvrage, sans diminuer toutefois sa reconnaissance et son admiration pour l'auteur.

En quittant le Val-de-Grâce, M. Itard n'avait pas quitté le faubourg St-Jacques. Un jour, un accident survient aux Sourds-Muets: il fallait un médecin; on court chez M. Itard et on l'amène. M. Itard examine, donne ses soins, et le malade guérit. Les Sourds-Muets avaient alors pour directeur cet abbé Sicard dont la science et la charité ont inscrit le nom parmi les bienfaiteurs de l'humanité, à côté de celui de l'abbé de l'Épée, son illustre prédécesseur. Cet évènement fit sentir la nécessité d'attacher un médecin à l'institution. Le pénétrant directeur n'avait vu M. Itard que quelques instants, mais il l'avait jugé et il lui offrit la place.

Privés de la faculté d'entendre et de parler, les sourds-muets vivent en quelque sorte isolés au milieu de leurs semblables: ce sont des exilés dans leur propre patrie. On sait tout ce que le génie d'un prêtre, inspiré par le malheur, a fait d'efforts pour rendre ces infortunés à la société, dont la nature semble les avoir séparés. M. Itard entra dans toutes les vues d'une si louable philanthropie. Il n'avait sur les sourds-muets que les notions vulgaires qui courent dans le monde; il voulut les connaitre à fond et pour les observer de plus près, il vécut avec eux.

Cette étude était nouvelle pour lui, il s'y livra avec toute l'ardeur d'un caractère que les difficultés ne font qu'irriter. La rapidité de ses progrès explique le choix qu'on fit de lui dans une circonstance mémorable.

Un enfant de onze à douze ans, entrevu quelques années auparavant dans les bois de la Caune, fut rencontré précisément aux mêmes lieux, vers la fin de l'an VII par trois chasseurs qui s'en saisirent au moment où il grimpait sur un arbre pour se soustraire à leurs poursuites. Conduit dans un hameau du voisinage, et confié à la garde d'une pauvre femme, il s'évada et gagna les montagnes où il erra pendant les froids les plus rigoureux de l'hiver, couvert d'une chemise en lambeaux. La nuit, il se retirait dans les lieux solitaires et se rapprochait le jour des villages voisins, menant ainsi une vie vagabonde jusqu'au jour où il entra de son propre mouvement dans une maison habitée du canton de St Sernin. Il y fut repris et transféré de là d'abord à l'hospice de Saint-Affrique, puis à celui de Rodez.

Les journaux toujours si attentifs à recueillir tout ce qui peut exciter la curiosité publique firent grand bruit de cet événement. Un ministre, dont il est juste de conserver le nom, M. de Champagny, crut que cet enfant pourrait intéresser les sciences morales, et des ordres furent donnés pour le faire venir à Paris. Il y arriva vers la fin de l'an VIII, sous la conduite d'un honnête vieillard qui l'aimait déjà comme un fils, car il ne voulut pas s'en séparer sans emporter la promesse que si jamais la société venait à l'abandonner, il lui serait permis de le reprendre et de lui tenir lieu de père.

Le Sauvage de l'Aveyron (c'est ainsi qu'on désignait cet enfant) fut déposé à l'institution des Sourds-Muets et remis entre les mains de M. Itard.

Il s'est rencontré des philosophes qui nous ont donné le sauvage pour l'homme primitif et l'homme civilisé comme un être dégradé. On croit avoir trouvé l'occasion de vérifier les conjectures de la philosophie, on la saisit avec empressement. Mais quelle illusion et quel désenchantement! A la vérité l'exemple était mal choisi. Au lieu de cet être extraordinaire qu'on s'attendait à voir, on vit un enfant d'une malpropreté dégoûtante, se balançant sans but et sans relâche, mordant, égratignant ceux qui le contrariaient, ne témoignant aucune reconnaissance pour ceux qui le servaient, indifférent à tout et ne donnant de l'attention à rien. Il avait des sens, et ne savait pas s'en servir; ses yeux ne savaient pas regarder; ses oreilles ne savaient pas écouter; l'odorat était si grossier qu'il recevait avec la même indifférence les parfums les plus suaves et les odeurs les plus repoussantes; enfin tous les sens distraits ou insensibles, erraient sans cesse d'un objet à un autre sans jamais s'arrêter.

A ce tableau, le savant auteur du *Traité de la folie*, Pinel, crut reconnaitre non pas un sauvage, non pas l'enfant de la nature, mais un être dégradé, un être déshérité des plus nobles attributs de son espèce, un être insociable, un véritable idiot.

M. Itard osa porter un autre jugement. A la différence de ces philosophes qui, pour rehausser les œuvres de la nature, rabaissent sans pitié tout ce qui sort de la main de l'homme, il croyait que l'homme lui-même, ce chef d'œuvre de la création, serait le plus faible et le plus misérable des êtres, s'il vivait seul, entièrement séparé du commerce de ses semblables. Loin d'être surpris à la vue du sauvage de l'Aveyron, il en comprenait donc toutes les misères ; car il l'avait trouvé, tel qu'il devait être, c'est-à-dire tel que sa philosophie le lui avait fait. Si on donnait, dit-il, ce problème à résoudre : *Déterminer quels seraient le degré d'intelligence et la nature des idées d'un adolescent qui, privé dès son enfance de toute éducation, aurait vécu entièrement séparé des individus de son espèce,* on en trouverait la solution vivante dans le sauvage de l'Aveyron. Étrange illusion d'un esprit prévenu ! Pour relever son élève, M. Itard suppose ce qui ne s'est jamais vu, ce qui ne peut pas être. S'il veut parler d'un enfant délaissé presque en naissant, il est visible que cet enfant ne saurait vivre. Faut-il entendre un enfant égaré ou abandonné juste au moment où il peut se passer de toute assistance étrangère ? cet enfant ne peut pas avoir moins de quatre ans ? Or, n'eut-il jamais vu que sa nourrice, un enfant de quatre ans sait au moins faire usage de ses sens, il donne son attention aux objets qui l'intéressent, il distingue les personnes, il a des préférences, il connait le nom et le service des choses à son usage, etc. Et ces connaissances qui ne distinguent aucun homme parce qu'elles sont communes à tous, pour les avoir il suffit d'exister, car c'est la nature qui les donne.

En faisant à l'éducation une part si large, M. Itard ne s'apercevait pas qu'il préparait lui-même sa condamnation. Et en effet si son élève n'a pas reçu une organisation vicieuse, si en lui donnant les besoins de son espèce, la nature lui en a donné les facultés ; si réellement il ne lui a manqué que la puissance de l'exemple pour rompre les liens qui tenaient sa raison comme enchainée, il est clair que rien ne peut l'empêcher de prendre son essor, maintenant qu'il respire l'air de la civilisation.

Formé à l'école de Locke et de Condillac, M. Itard s'attacha d'abord à exercer les sens de son élève ; il mettait un prix particulier à instruire l'oreille, l'oreille le premier de tous les sens, à cause de ses liaisons avec la parole. L'histoire rapporte que Démocrite s'ôta la vue pour méditer sans distraction. M. Itard prit un moyen plus doux avec son élève ; il se contenta de lui bander les yeux, et cette précaution ne fut pas inutile. En lisant les détails de ces exercices, on s'aperçoit que lorsque les yeux ne voyaient pas, l'oreille était plus attentive, et réciproquement, lorsque les yeux étaient ouverts, l'oreille distraite par les impressions de la vue, confondait les sons les plus disparates.

Et cependant il s'en faut bien que cet enfant fût sourd, il avait même l'ouïe assez fine. Venait-on à tourner la clef dans la serrure de la porte de sa chambre, s'amusait-on à rouler entre les doigts une noix ou un marron, à l'instant sa tête se dirigeait du côté d'où partait ce léger bruit, mais à l'exception des bruits qui l'intéressaient, il était pour tous les autres d'une indifférence telle que l'explosion d'une arme à feu tirée à ses oreilles ne pouvait l'émouvoir. Malheureusement cette indifférence, il l'avait pour la voix humaine, et c'est ainsi que M. Itard s'expliquait l'inutilité de ses efforts pour lui apprendre à parler.

Il savait d'ailleurs aussi bien que qui que ce fût que, la parole n'était que l'interprète de la pensée, il ne suffit pas d'entendre pour parler il faut encore avoir des idées. Celui qui n'a point d'idées n'a rien à communiquer. Et voilà, pour le dire en passant, une des raisons pourquoi les animaux ne sauraient parler, quelle que soit d'ailleurs la ressemblance de leurs organes avec les nôtres.

Mais M. Itard tenait toujours à prouver l'imperfection des sens pour absoudre l'intelligence. A la fin, cependant, voyant que son élève ne répondait pas à ses espérances, il dut revenir de son premier jugement. Ceux qui voulaient l'amener à cet aveu ne s'apercevaient pas que sa gloire ne pouvait qu'y gagner. Elever, instruire un enfant dont les facultés ne font que sommeiller, c'est presque une éducation ordinaire ; mais élever un idiot ; d'un être insociable et dégoûtant faire un être obéissant et supportable, c'est une victoire sur la nature, c'est presque une nouvelle création ! Aussi lorsque la classe d'histoire de l'Institut fut appelée à donner son avis sur les travaux de M. Itard, elle ne se contenta pas de louer le talent, la patience le courage de l'instituteur; elle s'étonna; et il y avait lieu de s'étonner en effet, des triomphes obtenus sur une organisation si imparfaite.

M. Itard ne donna pas moins de quatre années consécutives à cette ingrate éducation, et si on se rappelle qu'il n'avait alors que vingt-cinq ans, on conviendra qu'il est rare de trouver à cet âge tant de persévérance unie à tant d'imagination. Son seul tort fut de trop présumer de son élève; mais cela même prouve pour ses méthodes. N'ayons donc pas trop de regrets à une faute qui nous a valu le plan d'une éducation dont il n'existait pas de modèle, seulement pénétrons-nous bien qu'il n'y a pas de sauvage dans la nature si l'on entend par là un être entièrement isolé ; il n'y en a que dans les livres et dans l'imagination des philosophes. Qu'étaient donc demandera-t-on peut-être, qu'étaient ces hommes trouvés dans les bois et montrés avec tant d'affectation à la curiosité publique? Écoutez une voix qui vous est chère! C'étaient, dit M. Esquirol, des idiots fugitifs ou abandonnés par des parents dénaturés.

Le bruit de cette aventure porta le nom de M. Itard dans toute l'Europe. L'empereur de Russie, renouvelant l'exemple de Louis XIV, lui envoya une bague d'un grand prix. En la lui remettant, l'ambassadeur lui fit les offres les plus séduisantes pour l'engager à aller se fixer à Saint-Pétersbourg; M. Itard demanda par politesse du temps pour réfléchir; mais il était bien décidé à rester fidèle à sa patrie.

Trente ans après, il publiait, dans le premier volume des *Mémoires de l'Académie*, un mémoire *sur le mutisme produit par lésion des facultés intellectuelles.*

Sur ce titre, on voit déjà qu'il admettait un autre mutisme que celui qui dépend de la privation de l'ouie. Que dis-je? il remarque expressément qu'il n'est pas nécessaire que l'entendement soit lésé dans sa totalité pour produire le mutisme; il suffit qu'il soit lésé dans ceux de ces attributs qui se lient plus particulièremnt avec la faculté de parler, tels que l'attention, la mémoire et l'imitation; c'est-à-dire que si l'esprit n'est pas assez attentif pour écouter, la mémoire assez fidèle pour retenir les sons perçus par l'ouie, les organes de la voix assez flexibles pour les répéter, la parole est également impossible.

On ne sait pas assez dans le monde tout ce que M. Itard a

fait pour ces êtres que la science a flétris du nom d'*idiots*. Avant qu'il eût porté son attention sur ces infortunés, la société les rejetait tous indistinctement de son sein. Aujourd'hui elle est plus humaine, parce qu'elle est plus éclairée. Si l'enfant connaît assez bien le nom ou le signe naturel des choses destinées à son usage, s'il connaît assez bien la valeur du *oui* et du *non* pour en faire une juste application, s'il a l'idée du *mieux-faire*, tout espoir n'est pas perdu. Mais s'il ne donne pas ces faibles lueurs d'intelligence, n'attendez rien de lui, quelque attentif qu'il soit d'ailleurs à pourvoir à ses besoins; car cette espèce d'intelligence n'est que de l'instinct et l'instinct n'est pas un présage de perfectibilité, comme le prouve assez l'exemple des animaux. C'est pour y avoir été trompé une fois, dit M. Itard, que je fais cette réflexion. Aveu touchant et naïf, inspiré peut-être par le souvenir du sauvage de l'Aveyron! Peut-être, disons-nous, car nous n'avons pas reçu ses confidences à cet égard; trop modeste ou trop sévère envers lui-même, il n'aimait pas à rappeler les débuts de sa carrière.

Après avoir donné les premières années de sa jeunesse aux spéculations de la métaphysique et de la physiologie, M. Itard sentit qu'il était temps de songer à la pratique de la médecine. Il s'y présenta avec un nom déjà connu; c'était un immense avantage. En peu de temps, il se fit une clientèle nombreuse. Pour être plus à portée de ses malades, il prit un appartement au centre de Paris; il y venait tous les matins et se retirait tous les soirs au faubourg Saint-Jacques. Ainsi les sourds-muets eurent toujours ses premiers soins, comme ils eurent sa dernière pensée.

En acceptant l'honneur d'être leur médecin, M. Itard ne se dissimula pas l'engagement qu'il contractait, engagement d'autant plus saint à ses yeux, que nous n'avions rien ou presque rien sur les maladies de l'oreille.

A la vérité, Duverney, dont on ne peut prononcer le nom sans se rappeler qu'il eut l'honneur d'enseigner l'anatomie au grand Bossuet, Duverney avait publié un petit volume *in*-12 sur l'organe de l'ouïe(1), mais il vit son sujet en anatomiste plutôt qu'en médecin.

Truka a fait pour les cophoses ce qu'il a fait pour l'amaurose, pour la tympanite, etc., il a pris dans les auteurs anciens

(1) *Traité* de l'*organe de l'ouïe contenant* la *structure, les usages* et *toutes les maladies de l'oreille*, 1683.

et modernes tout ce qu'il a trouvé à sa convenance, sans y rien ajouter du sien.

Les traités généraux de médecine, naturellement moins avancés que les monographies, ne daignaient même pas parler des maladies de l'oreille, ou n'en parlaient que pour nous faire sentir notre ignorance.

Surpris de cette espèce de dédain pour un organe si intéressant, un membre de cette compagnie, M. Alard, choisit le *catarrhe de l'oreille* pour sujet de sa dissertation inaugurale, et le traita de manière à mériter les éloges de M. Itard; mais ce n'était qu'un point dans une grande question.

Tel était encore, en 1821, l'état de la science, lorsque M. Itard publia le *Traité des maladies de l'oreille et de l'audition*.

La réputation de l'auteur était pour l'ouvrage une garantie de succès; néanmoins, M. Itard laissait voir une grande défiance. Avant de se décider à cette publication, il voulut, pressentir le goût du public par quelques fragments qu'il fit insérer dans les journaux de médecine. Et quoiqu'il eût lieu d'être satisfait de l'épreuve, il hésitait encore : si bien que l'ouvrage entier n'aurait jamais vu le jour si l'amitié n'eût fait violence à la modestie. M. Itard était de ces hommes rares qui se donnent le temps de penser avant que d'écrire.

Il y a trois parties distinctes dans le *Traité des maladies de l'oreille et de l'audition*. La première tout anatomique, n'est au fond que le résumé critique des travaux de Valsava, Sœmmering, Scarpa, Cotugno, Geoffroy, Cuvier, Ribes, etc. C'était ce que nous avions de plus complet avant les belles recherches de M. Breschet sur l'oreille de l'homme et des animaux vertébrés (1).

Malgré tant de louables efforts, M. Itard reste persuadé que la physiologie ne connait guère mieux les usages des diverses parties de l'oreille qu'elle ne les connaissait au temps de Galien, qui fleurissait au deuxième siècle de l'ère chrétienne. Pour lui cette organisation si compliquée ne renferme que des moyens de transmission des ondes sonores. Et

(1). *Recherches anatomiques et physiologiques sur l'organe de l'ouïe et sur l'audition dans l'homme et les animaux vertébrés*, avec 13 pl. (*Mém. de l'Acad. roy. de méd.*, Paris 1836, v, p. 229 et suivantes). — *Recherches anatomiq. et phys. sur l'audition des oiseaux*. Paris, 1836, 8, fig. — *Rech. anat. et phys. sur l'organe de l'ouïe des poissons*. Paris, 1838. in-4°, avec 17 pl.

dans un de ces moments de découragement où l'esprit humain tombe quelquefois accablé du sentiment de sa faiblesse, à la vue des merveilles de la création, il ose prédire que nous n'en saurons jamais davantage. Écartons, messieurs, ces imprudentes prédictions, il n'est pas de plus triste philosophie que celle qui, ôtant à l'homme le sentiment de ses forces, éteint en lui toute émulation et le condamne à une éternelle ignorance.

A l'égard des maladies, M. Itard distingue les maladies de l'oreille d'avec les maladies de l'audition, sans se dissimuler les reproches que s'attira cette distinction. Séparer les lésions fonctionnelles des lésions de tissu, cela ne se peut à la rigueur; mais ce que le raisonnement condamne en principe, la raison se le permet quelquefois dans l'application. Il est des symptômes tellement dominants, et dont la cause est si obscure que les médecins se sont accoutumés à les considérer comme des maladies. Cette méthode a été celle des plus grands praticiens; M. Itard l'a suivie, et il y était autorisé non seulement par l'exemple, mais encore par la nouveauté de son sujet.

Quelque soit le jugement qu'on porte du *Traité des maladies de l'oreille*, personne ne peut contester à M. Itard la gloire d'avoir agrandi le domaine de la science en réhabilitant un organe dédaigné des pathologistes. Je n'ignore pas que des censeurs sévères blâment la classification de l'auteur; que les espèces leur paraissent trop nombreuses; que les descriptions n'ont pas toutes la même netteté, la même précision. Ces taches, je ne les dissimule pas, car si la mort a ses droits, la science a aussi les siens. Mais il ne faudrait pas que le plaisir de la critique nous fermât les yeux sur le mérite d'une des productions les plus remarquables de notre époque. Si on compte les observations, on trouve qu'elle en renferme près de deux cents, sinon toutes nouvelles, du moins toutes intéressantes. Telle est entre autres celle d'une femme à qui l'effroi d'un incendie causa des bourdonnements d'oreilles continus. Après avoir pris inutilement l'avis de plusieurs médecins, elle voulut avoir celui de M. Itard. M. Itard vit de suite que le sens auditif se laissait abuser par l'imagination. Il invita sa cliente à se loger tout près d'une grande usine, dans l'espoir que l'oreille, assaillie par de nouveaux bruits, se rétablirait dans l'intégrité de ses facultés par la force et la confusion même de ses impressions, et c'est ce qui arriva. C'est ainsi que pour éteindre une passion, la sagesse prescrit quelquefois d'en allumer une autre (1).

Je ne fatiguerai pas votre attention des détails d'une foule de procédés, dont l'esprit inventif de M. Itard a doté la thérapeutique acoustisque ; mais je ne puis m'empêcher de dire quelques mots de deux opérations capitales dans le traitement des maladies de l'oreille : je veux parler de la perforation de la membrane du tympan et de l'art de sonder la trompe d'Eustache.

Un médecin, non moins recommandable par sa fidélité au malheur que par ses écrits, Riolan, ayant appris, qu'un sourd-muet avait recouvré l'ouïe pour s'être rompu le tympan, dans une chute, proposa aux médecins d'imiter la leçon que le hasard venait de leur donner. Toutefois, entre le conseil et l'exécution, près de deux siècles s'écoulèrent. Enfin, en 1800, Cooper annonça qu'il avait rendu l'ouïe à quatre sourds-muets en leur ouvrant le tympan. Aussitôt on répéta de toutes parts cette facile opération, mais avec des succès bien divers. En 1821, M. Itard croyait avoir réussi une fois ; plus tard il apprit que son malade était retombé, et a saisi la première occasion de démentir un succès qui ne s'était pas soutenu, ne voulant pas prêter à l'erreur l'autorité de son nom.

Une autre opération plus importante et plus usitée, c'est le cathétérisme de la trompe d'Eustache. Ce n'est pas ici le lieu d'en faire l'histoire. Tout le monde sait que son inventeur n'était pas un médecin, mais il était sourd. M. Itard ne réclame pour lui que l'honneur de l'avoir fait revivre : à quoi j'ajoute, et celui d'en avoir rendu l'application aussi facile que sûre par l'addition d'un cercle métallique, qu'il ceint autour du front. De ce cercle descend une pince qui saisit et fixe la sonde. Ce procédé fut incontestablement le meilleur jusqu'à celui de M. Gairal. A la vérité, M. Gairal n'a guère fait que modifier la courbure de la sonde ; mais cette différence est essentielle. C'est vous, messieurs, que M. Gairal prit pour juges, et telle était votre confiance dans les lumières et la justice de M. Itard, que vous lui abandonnâtes le soin de prononcer dans cette affaire. Sa position était assurément fort délicate ; l'amour de la vérité le sauva des piéges de l'amour-propre. Il reconnut sans détour les perfectionnements de

(1) Il s'agit là d'un cas de vertige de Ménière et le traitement par la substitution d'un bruit à un autre rappelle le traitement de M. Charcot par le sulfate de quinine. (B.).

M. Gairal, et, après le plaisir de les reconnaître, il n'en eût pas de plus grand que celui de les proclamer devant vous (1).

Du reste, dans sa pensée, le cathétérisme de la trompe d'Eustache, de même que la perforation du tympan, ne peut rien par lui-même : mais c'est une voie précieuse que le médecin se fraie pour porter ses médications dans l'intérieur de l'oreille, où réside la cause de la surdité.

M. Itard commença par y porter de l'air atmosphérique, chargé de quelques substances médicamenteuses, réduites à l'état de vapeur ou de gaz. Mais bientôt, peu satisfait des fumigations, il les remplaça par les injections liquides. La raison, appuyée sur ses premiers essais, lui disait que les liquides, en dissolvant, en délayant, en étendant les corps étrangers qui pouvaient se rencontrer dans l'oreille, devaient avoir plus de force pour les entraîner au dehors : mais il sentait aussi que c'était une question de fait, et lorsqu'un médecin engagé dans la même carrière publia les succès qu'il obtenait des *douches d'air*, M. Itard n'hésita pas à dire qu'on se faisait illusion. Toutefois, conduit par ses devoirs académiques à s'en expliquer devant vous, il crut aussi que, pour émettre son opinion, il était tenu de l'appuyer de nouvelles expériences. Secondé par M. le Dr Berjaud, de 1828 à 1836, il a essayé les douches d'air sur 238 sourds. Quelques-uns, en petit nombre, ont obtenu un soulagement momentané ; deux seulement en ont retiré une guérison durable : encore penche-t-il à croire que d'autres causes y ont concouru.

Sur ce point, M. Itard n'a donc rien cédé aux prétentions d'un adversaire qui, de son côté, défend toujours les *douches d'air* avec la même assurance et le même enthousiasme. A cet égard, jamais deux auteurs ne furent plus opposés et plus fermes dans leurs doctrines.

Un autre sujet de division entre les médecins auristes est la surdité de naissance. Jusqu'à M. Itard, les médecins, élevés dans la croyance qu'elle dépend de la paralysie du nerf auditif se transmettaient la tradition sans y regarder. M. Itard la reçut d'abord sur parole ; puis il lui prit fantaisie d'en vérifier l'exactitude. C'est ainsi qu'il trouva que les causes de la surdité congénitale sont aussi nombreuses, aussi variables que celles de la surdité accidentelle ; et cette étiologie vient de recevoir une nouvelle confirmation des recherches de Edwards Cook.

Un jour, il faut l'espérer, cette découverte portera ses fruits.

---

(1) *Mém. de l'Acad. roy. de médecine*. Paris, 1836, t. v, p. 525.

Jusqu'ici les sourds-muets n'y ont rien gagné. On sait seulement qu'il n'existe pas, qu'il ne peut pas exister un traitement unique contre la surdité de naissance. M. Itard la considéra jusqu'au dernier moment, sinon comme incurable, du moins comme très difficile à guérir. Je connais un médecin beaucoup plusconsolant, et son secret est des plus simples : il se contente d'insuffler un peu d'air dans l'oreille interne. Rien n'égale, comme on voit, la simplicité du moyen, si ce n'est l'importance du bienfait. Les sourds-muets rendus à l'ouie! quelle gloire pour la science! quel bonheur pour les familles! Mais modérons notre joie, de peur de blesser la délicatesse d'un confrère. Pour lui, rendre l'ouie aux sourds-muets, ce n'est pas leur rendre la parole, c'est seulement les mettre en état de l'acquérir, sous la direction d'un maître habile et dans un avenir dont il ne peut pas même fixer approximativement le terme.

M. Itard ne comprenait rien à cette doctrine. Selon lui, la nature a mis entre l'ouie et la parole des relations si étroites, que les sons que l'une entend, l'autre doit les répéter d'elle-même, sans efforts et d'autant plus promptement, que le sujet, ayant passé la première enfance, est plus intelligent et a plus d'idées à communiquer. Il ne connaissait que trois ou quatre guérisons bien authentiques de surdité de naissance et partout il avait vu les progrès de la parole suivre de si près ceux de l'audition, que tout fait qui s'éloignait de cette règle, il le rejetait comme chimérique. «

Ainsi, dit-il, on n'a jamais guéri et on ne guérira jamais par des insufflations d'air la surdité de naissance. Ce ne serait pas là une guérison mais un véritable miracle ; car il n'appartient qu'à la Divinité, qui a créé l'homme d'un souffle, de rendre d'un souffle la vie à ses organes. »

En attendant que la médecine trouve les moyens de guérir la surdité de naissance, M. Itard s'est appliqué à en atténuer les effets par une bonne éducation. L'art d'instruire les sourds-muets n'était pas connu de l'antiquité. Entrevu par un bénédictin espagnol vers le milieu du 16e siècle ; fondé par l'abbé de l'Epée, agrandi par l'abbé Sicard, il semble qu'il soit descendu du ciel sur les ailes de la religion (1). A ces noms la postérité joindra celui de M. Itard. Personne n'a mieux connu les sourds-muets, personne n'a mieux décrit leurs mœurs, leur caractère, leurs passions, leurs habitudes, et, ce qui

(1) Et le juif Jacob Rodrigues Péreire ? (B.)

est plus important personne n'a mieux apprécié les effets de leur infirmité sur le développement de l'intelligence. Il nons en donne l'idée la plus exacte qu'on puisse s'en former, en nous représentant la privation de l'ouïe et de la parole comme une double barrière qui empêche les idées du sourd-muet de venir à nous et les nôtres d'aller à lui. Quoique les sens se prêtent mutuellement secours ; quoique nulle voix ne puisse donner à ses yeux l'explication de ce qu'ils voient, le sourd-muet se forme des idées assez exactes des objets matériels ; mais l'oreille étant, pour ainsi parler, la porte de l'intelligence, il pénètre difficilement dans le monde intellectuel : heureux celui qui a reçu du ciel ces dispositions extraordinaires devant lesquelles tous les obstacles disparaissent !

N'exagérons pas cependant l'importance d'un sens, même de celui de l'ouïe. Après tout, cette importance est secondaire. Ce qui rend la plupart des sourds-muets si inférieurs aux autres hommes, c'est moins leur infirmité que l'isolement auquel cette infirmité les condamne. Je m'explique. Au malheur d'être privé du sens auditif, le sourd-muet joint celui de vivre au milieu d'hommes qui entendent et qui parlent et qui se servent presque exclusivement de la parole pour communiquer entre eux. Réduit à saisir la pensée par les yeux et à se faire comprendre par des signes manuels, il ne trouve dans le monde qu'une vaste solitude. Sa société à lui est dans le commerce de ses pareils, et ce commerce ne lui est pas moins profitable que peut l'être pour nous la société parlante. Le dirai-je? mon imagination, imposant momentanément silence à ma raison, s'est plu quelquefois à réunir en corps de nation les sourds-muets dispersés à la surface du globe; puis elle faisait fonctionner cette société muette ; elle la voyait, suppléant à la parole par le langage des signes, marcher rapidement à la civilisation ; en sorte, qu'à l'exception des idées relatives au son, l'homme privé de la faculté d'entendre et de parler, me paraissait tout ce que le fait le double don de l'ouïe et de la parole. Et, charmé de ce spectacle, je m'écriais : la perfectibilité de l'humanité n'est donc pas tout entière dans la perfection des sens, comme l'ont dit quelques philosophes ! elle est principalement dans l'intelligence, Massien, Berthier, Cler, Alibert, ont prouvé tout ce que peut le génie aux prises avec une organisation incomplète.

En observant les sourds-muets, M. Itard ne tarda pas à s'apercevoir qu'il en est peu dont l'oreille soit fermée à tous les bruits. La plupart entendent : les uns les bruits les plus forts comme la foudre et l'explosion des armes à feu ; d'autres, les bruits moins forts ; les deux cinquièmes environ entendent la voix humaine ; mais comme ils n'en saisissent que les tons les plus élevés, le peu d'audition qui leur reste est perdu pour la parole : dès que l'oreille ne perçoit pas nettement, facilement la parole, la peine d'entendre éteint le désir d'écouter, et le mutisme est inévitable.

Conduit par l'analogie, M. Itard se persuada que, de même qu'on fortifie les membres affaiblis, de même on fortifierait l'oreille par l'exercice : c'est ce qu'il appelle l'*éducation physiologique de l'oreille.*

La première idée de cette éducation remonte à 1805 : ici les dates sont importantes à noter pour conserver à M. Itard une gloire qu'on a voulu lui ravir. Les premiers effets en sont généralement heureux et prompts. Les parents, faciles à s'abuser, y voient le présage d'une guérison complète et prochaine. On dit même qu'une illustre société y a été trompée ! Mais bientôt cette amélioration s'arrête, et comme l'oreille ne parvient jamais à saisir les intonations de la voix, la parole reste toujours bornée, rude, sans expression. Les demi-sourds sont toujours de demi-muets ; ils parlent, mais ils ne conversent pas : la conversation est une musique des plus délicates dont les notes tantôt hautes et tantôt basses exigent une finesse d'ouïe dont ils n'approchent pas. Étrangers à tout ce qui se dit autour d'eux, ils se sentent sans cesse rappelés vers leurs compagnons d'infortune, avec lesquels ils peuvent du moins échanger facilement leurs idées. Mais ils ont beau fuir la grande société parlante, ils y sont nés, il faut qu'ils y vivent : heureuse nécessité qui les force à recourir à la parole par l'intérêt même qu'ils ont à se faire comprendre !

M. Itard a travaillé trente ans pour faire introduire la culture de l'oreille dans l'institution des sourds-muets. Enfin ses vœux ont été entendus. Il est juste de dire que le président de cette solennité, M. Husson, lui prêta à l'appui de son talent dans un rapport dont vous avez ordonné l'insertion au deuxième volume de vos mémoires (1). Je ne prévoyais pas alors que je m'exposerais un jour aux dangers de la comparaison.

Ceux qui ont connu M. Itard, savent que peu de personnes ont reçu un esprit plus inventif et plus ingénieux. Par la

(1) *De l'éducation physiologique du sens auditif des sourds-muets.* Mém. de l'Acad. roy. de méd. Paris, 1833, p. 178 et suivantes.

variété de ses aptitudes, il semblait fait pour toucher aux questions les plus diverses ; par un de ces événements qui font les destinées, il n'a guère parlé que des maladies de l'oreille et des sourds-muets. Cette uniformité de travaux était pour l'auteur de cet éloge un écueil contre lequel la faiblesse de ses talents ne pouvait lutter; mais il sent aussi qu'il serait indigne de l'honneur que vous lui faites, si, pour rendre sa tâche ou plus facile ou plus agréable, il n'avait dit qu'une partie des titres qui doivent recommander le nom de M. Itard à la reconnaissance des hommes.

Cependant la science lui doit quelques mémoires sur des sujets variés, et notamment, sur le pneumo-thorax, sur le bégaiement, sur les fièvres intermittentes, etc.; il a ajouté des notes à une traduction de l'*hygiène domestique* de Willich; enfin il a composé, pour le *Dictionnaire des sciences médicales* dont il était un des collaborateurs, l'article *hydropisie*. Partout on retrouve les mêmes principes, partout il proclame l'expérience comme l'unique guide du médecin. Non qu'il rejette les conjectures de la théorie, mais il les reçoit avec l'insouciance d'un homme qui peut s'en passer. En revanche, il n'accordait à personne le droit de poser des bornes à la puissance de la nature, et, de dire, ceci est possible et ceci ne l'est pas. Toute proposition qui se présentait à lui au nom de l'observation, était bien accueillie. Au commencement de sa carrière il apprit qu'il y avait à Bordeaux un empirique qui se vantait de guérir les sourds-muets.

Quelque peu probable que fût cette nouvelle, elle avait pour elle tant de témoignages qu'il voulût expérimenter par ses mains, et, ne pouvant obtenir une communication bénévole du fameux spécifique, il l'acheta à prix d'argent ; mais hélas ce remède eut le sort de tant d'autres. Tant que le mystère les protège, il font des merveilles ; à peine sont-ils connus, que leurs propriétés s'évanouissent comme s'ils étaient d'une complexion trop délicate pour supporter le grand jour.

Cette mésaventure dut le rendre plus difficile en matière d'expérience ; mais elle ne changea pas ses principes. Toujours plus convaincu à mesure qu'il avançait en âge de la faiblesse de notre vue, il s'étonnait qu'il pût exister des esprits assez vains pour n'admettre que ce qu'ils peuvent comprendre.

Retiré de la pratique de la ville à un âge où tant d'autres y entrent, M. Itard ne voyait plus que les malades qui allaient le consulter au faubourg Saint-Jacques ; c'étaient des sourds pour la plupart. Quelquefois l'affluence était si grande, qu'ils étaient obligés de s'inscrire et d'attendre leur tour. Il est vrai qu'il ne leur donnait que quelques heures de la matinée ; le reste de la journée il l'employait à soigner sa santé et à préparer sa nouvelle édition du *Traité des maladies de l'oreille*. Il avait rassemblé un grand nombre de matériaux, espérant toujours quelque trêve à ses douleurs pour les mettre en ordre. Le ciel lui a refusé cette faveur. Il a quitté la terre avec le regret de laisser son œuvre inachevée. C'est à vous, Messieurs, qu'il a légué le soin d'y mettre la dernière main. J'ignore par quelle fatalité ces matériaux se sont égarés ; heureusement pour nous, M. Berjaud nous conserve la tradition. Formé aux leçons de M. Itard, il en connait toutes les pratiques ; puisse la reconnaissance lui faire sentir que les fruits du talent ne sauraient être l'héritage d'un particulier !

M. Itard n'a pas borné là ses bienfaits pour l'Académie, il lui a laissé une rente annuelle de 1.000 francs, pour fonder un prix *triennal* en faveur du meilleur mémoire *de médecine pratique et de thérapeutique appliquée*, et remarquez la sagesse du testateur ! nul ouvrage ne sera admis au concours s'il n'a au moins deux ans de publication : c'est prendre le temps en garantie contre les illusions de l'expérience.

Les sourds-muets ont été mieux partagés et cela devait être ; le bien même qu'il leur a fait les lui rendait plus chers. Affligés de voir qu'à la fin de leurs cours d'études, après six ans de séjour dans l'institution, ils étaient incapables de lire avec une parfaite intelligence la plupart des ouvrages de notre langue ; il a créé pour eux une nouvelle classe dont le principal objet est de les former à cette lecture et de les mettre ainsi en état de continuer d'eux-mêmes leur éducation. Il a affecté 8.000 francs de rente à cette utile fondation, et, par une faveur nouvelle, il en a réglé les bases d'après la connaissance que quarante ans d'observation lui avaient donnée des sourds-muets.

Le testament de M. Itard est un modèle de raison et de sentiment; tout y respire la reconnaissance, l'amour des hommes, la pitié pour le malheur ; il n'a rien oublié de ce qui lui fut cher. Il a donné à ses parents plus qu'il n'a reçu de ses père et mère, ses serviteurs, les pauvres de sa paroisse, ceux de Riez ont eu part à ses générosités. Parmi ses amis, il a distingué MM. Rives, Husson, Esquirol, Gravier, Bousquet, auxquels il a laissé un souvenir. Ainsi, non content de léguer son nom à la postérité, il eut l'ambition plus douce de vivre dans le cœur des malheureux et dans celui de ses amis.

Au déclin de sa vie les sentiments de piété qu'il avait puisés près de son oncle, se réveillèrent dans son âme, plus ardents et plus vifs que jamais. Il demanda les consolations de la religion, et, pour les demander il n'attendit pas qu'il fût hors d'état de les sentir et de les goûter.

Cependant ses forces s'affaiblissaient de jour en jour. Ses amis, cherchant à lui inspirer une confiance qu'il ne partageait pas, l'engagèrent à se rendre à sa charmante retraite de Beau-Séjour, à Passy. Il obéit, mais sans se faire illusion. En partant, il prédit sa fin prochaine ; elle arriva le 5 juillet 1838. Il a voulu que « son corps fut rendu à la terre intact et sans mutilation, persuadé que les ouvertures profitent peu à l'art de guérir, et que rien ne saurait soustraire l'homme aux tristes conditions de son existence qui sont de souffrir et de mourir. »

M. Itard avait le travail très difficile. Sa pensée, d'abord confuse, ne se dégageait qu'avec une extrême lenteur ; et, lorsqu'elle lui apparaissait sans mélange, la manière de la rendre était l'objet d'un second travail aussi pénible que le premier. Il eût pu se citer en exemple contre la maxime du poëte. Il est vrai qu'il était fort difficile à se contenter. Ne voulant rien sacrifier de sa pensée, il tournait et retournait sa phrase jusqu'à ce qu'il eût trouvé le tour et l'expression les plus propres à la faire valoir, et il y parvenait si bien, qu'il a marqué sa place parmi les meilleurs écrivains de la littérature médicale.

M. Itard était d'une taille ordinaire ; ses infirmités avaient courbé son corps avant l'âge ; ses traits animés et expressifs rappelaient ceux de Henri IV : les artistes étaient frappés de la ressemblance. On dit que dans sa jeunesse, M. Itard avait le caractère fort gai : en ce cas, l'isolement et la maladie avaient singulièrement altéré l'égalité de son humeur. Sa parole était brève, quelquefois même un peu brusque ; mais sous ces dehors, il cachait l'âme la plus sensible et la plus aimante. M. Itard a vécu célibataire. A ses derniers moments, il avait près de lui un neveu qu'il regetrtait de n'avoir pas connu plus tôt. Il lui a légué sa bibliothèque et l'exemple de sa vie. (Extrait des *Mémoires de l'Académie de médecine*, 1840, t. VIII, p. 1).

APPRÉCIATION

DES RAPPORTS D'ITARD SUR LE SAUVAGE DE L'AVEYRON ;

PAR DELASIAUVE

Dans un autre travail (1) rappelant, à propos du monomane du Var, le sauvage de l'Aveyron, nous avons dit que ce pauvre enfant, comme un certain nombre d'autres recueillis dans des circonstances analogues, n'était qu'un paria de la nature, en majeure partie déshérité des facultés mentales. Son histoire, sous ce rapport, n'offrirait qu'un médiocre intérêt si, pédagogiquement, les efforts qu'on a tentés et continués avec tant de persévérance ne méritaient de fixer l'attention, au point de vue des indications ressortant de l'examen du sujet, des procédés mis en usage et des résultats obtenus. S'étant chargé de ce perfectionnement, Itard y déploya d'autant plus d'ardeur et de ressources qu'il aurait eu à cœur de réaliser les espérances dont il s'était primitivement flatté. Les progrès ont été restreints ; mais tout est proportionnel, et la valeur de l'enseignement n'en est pas affaiblie.

Nous n'avions point lu les mémoires d'Itard. Rien de plus attachant que ce récit de la lutte du savoir et de l'habileté aux prises avec une infirmité profonde ; et si l'on a droit de s'étonner, c'est que trop peu appréciée, la double relation du célèbre professeur ne figure point, dans les traités spéciaux sur l'aliénation mentale, comme

---

(1) *Journal de médecine mentale*, 1864, t. v, p. 1.

un premier chapitre important de l'éducation des idiots. L'essai était nouveau ; il avait été sérieux. Un ensemble de deux cents pages mettait en relief les aperçus les plus ingénieux et les plus pratiques. A tous ces titres, c'eût été équité et convenance. Aussi croyons-nous, en résumant ici ce qu'a dit Itard du sauvage de l'Aveyron, accomplir à la fois un acte de réparation envers cet auteur et combler une lacune de la science.

Ce fut vers la fin de l'an VII que trois chasseurs saisirent le jeune sauvage, au moment où il grimpait sur un arbre pour échapper à leurs poursuites. Déjà quelques années auparavant, il avait été entrevu dans les bois de la Caune, entièrement nu, cherchant des glands et des racines pour sa nourriture. Confié à une veuve du voisinage, il s'évada au bout d'une semaine, gagna les montagnes, où il séjourna tout l'hiver, se retirant la nuit dans les lieux solitaires et le jour se rapprochant des villages voisins. Étant entré, de son propre mouvement, dans une maison habitée du canton de Saint-Sernin, on le transféra presque aussitôt à l'hospice de Saint-Affrique, près de Rodez, d'où, après être resté plusieurs semaines, il fut dirigé à Paris, dans les derniers mois de l'an VIII.

Très vive d'abord, la curiosité ne tarda pas à se ralentir. On s'était demandé quelle impression il recevrait à la vue de la capitale. Son indifférence se montra absolue. Mobile, farouche, mordant, égratignant, malpropre, affecté de tics convulsifs, se balançant à la façon de certains animaux de la ménagerie, toujours prêt à fuir, sans attention aucune, on commença à douter de sa transformation rapide. Dans une société savante, Pinel qui avait été chargé de l'examiner, le compara à un idiot incurable. Les sens en effet, étaient muets comme la sensibilité et l'intelligence. La vue errait vaguement sur les objets ; les bruits les plus forts, la musique la plus douce arrivaient impunément à son oreille. Il ne discernait ni l'odeur des parfums ni les exhalaisons fétides. Sa main, saisissant les corps à sa portée, n'était guidée par aucun choix. Pour toute voix, l'émission d'un son guttural et uniforme. Ses gestes incohérents et automatiques, l'appel vain à l'imitation attestaient l'absence de mémoire et de jugement. Il n'avait pu ouvrir une porte ni monter sur une chaise pour atteindre les aliments placés exprès à une certaine hauteur. Passant d'une concentration chagrine aux éclats d'un rire immodéré, cette transition s'opérait sans apparence d'intuition motivée. Le goût, seul, avait sa logique instinctive dans la faible mesure des besoins immédiats.

De cette situation, Pinel concluait au peu de chance d'instruction et de sociabilité. Itard ne poussait pas si loin le pessimisme. Condillac attribue nos idées au commerce social. Privé de cette communication, au moins à une époque où il avait dû perdre le petit nombre de notions acquises, on conçoit que le sauvage de l'Aveyron ne témoignât aucune affinité pour un ordre de sensations auquel son esprit avait été fermé. Mais des indices indéniables de clairvoyance se révélaient dans les manifestations de son existence vagabonde et solitaire. La peur du danger lui avait appris à grimper sur les arbres. Dans sa passion pour la liberté des champs, il avait failli éluder maintes fois la surveillance la plus rigide. Son besoin de locomotion était extraordinaire. Il tendait toujours à prendre le trot ou le galop. N'avait-il pas su se procurer des aliments et, par l'odeur, en vérifier les qualités?...

Une circonstance curieuse prouve qu'il ne prélevait pas son tribut exclusivement sur les végétaux. On lui présenta un serin mort; en un instant il le déplume, le déchire, avec ses ongles, le *flaire* et le rejette. Évidemment, il avait dû avoir affaire avec divers animaux, ce que semblent établir vingt-trois cicatrices de morsures ou d'écorchures disséminés sur les membres et le corps. Ni Pinel ni Itard ne font mention de la physionomie et de la conformation crânienne, A en juger, d'après le profil, celle-ci sauf peut-être un manque de relief frontal, aurait été régulière. Les traits, dans l'autre, reflètent une sorte de fixité équivoque plutôt instinctive qu'intelligente.

En puissance virtuelle, les facultés dans l'opinion d'Itard ne seraient demeurées inertes que faute d'une stimulation fécondante. Or, bien qu'en pareil cas, le succès ait ses phases d'opportunité, l'âge du jeune sauvage ne lui a pas paru assez avancé encore pour être un obstacle absolu, moyennant de bonnes conditions à une revivification intellectuelle et morale.

Le courageux éducateur s'est donc résolument mis à une œuvre vraiment curative. Cinq vues principales, ainsi qu'il le dit lui-même, ont guidé sa marche éducatrice ; attacher son élève à la vie sociale par des attraits renaissants qui lui rappellent, en les faisant oublier ses premières habitudes. Réveiller sa sensibilité nerveuse par des stimulants énergiques et de vives émotions. Étendre la sphère de ses idées en multipliant ses rapports et lui créant de nouveaux besoins. — Par l'exercice vigoureusement soutenu de l'imitation, le conduire à l'usage de la parole. — Des notions usuelles, élever son esprit à la connaissance des objets d'instruction.

Voici, sur chacun de ces points, ce que, un an après, Itard consignait dans son premier écrit : — A une pétulante activité succéda bientôt, chez le jeune sauvage, une sourde apathie, effet naturel du changement d'existence. Hors des moments où la faim l'attirait à la cuisine, on le trouvait tapi dans un coin du jardin ou caché derrière des débris au deuxième étage. Pour triompher de cette torpeur, on essaya de le rendre heureux à sa manière (dormir, manger, ne rien faire, courir les champs) en le couchant à la chûte du jour, en choisissant les aliments de son goût, en respectant son indolence, en s'immolant à l'accompagner, tel temps qu'il fit, dans des excursions champêtres. Jamais ses démonstrations n'étaient plus ardentes que dans les grandes perturbations atmosphériques. Parfois, sa joie se transformait en frénésie. Un matin, il était encore couché: la neige tombe en abondance; il se lève, va, vient et se précipite dans la cour, pousse des cris perçants, se roule dans la neige et, la ramassant par poignées, s'en repait avec avidité.

L'agitation n'était pas, du reste, le seul mode par lequel se traduisissent alors ses sensations. Par moments, il se retirait à l'écart, allait s'asseoir sur le bord d'un bassin, le regard fixé sur l'eau, en proie à une rêverie mélancolique. La lune brillait-elle d'un vif éclat; il manquait rarement de s'éveiller, et de courir à la fenêtre où, une partie de la nuit, debout, immobile, le col tendu, les yeux dirigés vers la plaine, il paraissait entièrement ravi en extase. Comme l'enfant qu'on sèvre, d'autres distractions aidant, on finit par rendre les repas moins copieux, les courses plus modérées et le séjour au lit moins long. On fit sur la sensibilité des remarques et des expériences curieuses. L'enfant supportait aisément les températures extrêmes. Pendant des heures, il se tenait, en hiver, exposé presque nu, sur un sol humide, à un vent froid et pluvieux. Près du feu, si un charbon ardent roulait de l'âtre, il le prenait avec ses doigts et le replaçait sans précipitation sur les tisons enflammés. Il enlevait de même et mangeait brûlantes des pommes de terre cuisant dans l'eau bouillante ou dans le feu. On bourrait son nez de tabac sans provoquer l'éternûment, ni les larmes. Si contrarié qu'il parût être, il ne pleurait jamais. Un coup de pistolet ne l'émouvait pas ; il se retournait au bruit d'une noix ou de tout autre corps lui servant d'aliment.

Ce dernier trait contenait en germe tout un apprentissage. Itard utilisa d'abord la chaleur. Lits et vêtements chauds, bains et douches à haute température rendirent bientôt le sauvage sensible à l'action du froid. Il suffit dès lors de l'y laisser exposé pour l'accoutumer à se vêtir lui-même ou de mouiller ses draps pour le forcer à être propre. Le chatouillement, les frictions le long de l'épine dorsale ne furent pas non plus sans efficacité. On se faisait un jeu, pour en tirer parti, d'exciter sa joie ou sa colère. L'animation suggérait des expédients. Avant de se mettre au bain, il en mesurait la température. Une fois, refusant d'y entrer, parce qu'il ne le trouvait pas assez chaud, et voyant que sa gouvernante qui le pressait, déniait la valeur de ses épreuves, il s'emporta, lui saisit la main et la lui plongea dans la baignoire.

Autre trait : Itard s'asseoit à côté de lui sur une ottomane, plaçant entre eux une bouteille de Leyde, légèrement chargée. La veille, il en avait expérimenté l'effet. Loin de l'éloigner, il s'en écarte ; Itard se rapproche, il recule et rencogné près du mur, il abaisse sur le crochet de la bouteille, le poignet d'Itard, qui reçoit la décharge.

Un rayon de soleil réfléchi sur un miroir et promené sur le plafond de sa chambre, un verre d'eau tombant goutte à goutte d'une certaine hauteur sur le bout de son doigt; une écuelle contenant un peu de lait et oscillante de l'extrémité d'une baignoire vers lui, porte son contentement jusqu'à l'ivresse. En trois mois, il distingua par le toucher les corps chauds ou froids, unis ou raboteux, mous ou résistants. Sa main se promène avec volupté sur un pantalon de velours. Il s'assure avec ses doigts du degré de cuisson des pommes de terre, jette un papier enflammé dès qu'il sent l'approche de la chaleur; ou, s'il a poussé un corps lourd ou dur, hésite comme s'il avait été meurtri par la pression. L'éternuement nait de la moindre irritation nasale; il ne souffre plus de la malpropreté dans ses aliments. La vue et l'ouïe, chose étrange! n'avaient point participé au même degré à ces changements.

Dans l'ordre du développement direct des idées, on éprouve de capricieuses résistances. Les jeux ordinaires des enfants n'avaient aucun attrait pour lui. Il brûla des quilles dont on l'importunait. Un amusement pourtant réussit. Si, renversant en sa présence plusieurs gobelets d'argent sur une table, on glissait un marron sous l'un d'eux, il le découvrait infailliblement. Compliquait-on l'opération, en multipliant les marrons et les gobelets, en intervertissant leurs places, il ne se trompait pas davantage. Son empressement persistait alors même que les substances n'étaient pas des comestibles.

On essaya les friandises, et les mets épicés, les liqueurs fortes; son aversion fut insurmontable. Itard le mena diner en ville; il s'exalta et, en sortant de table, il emportait un plat de lentilles qu'il avait dérobé à la cuisine. D'après cette révélation, le plaisir fut souvent renouvelé. Témoin des préparatifs du départ, il le comprenait, et s'habillait à la hâte. Comme il courait dans les rues, on était obligé de l'emmener en voiture. Cela lui plaisait beaucoup et, quand les intervalles étaient longs, il devenait triste, inquiet, capricieux. Ce genre de sortie avait-il lieu à la campagne : dominé par une impatience sauvage, il ne semblait qu'animé du désir de fuir. Chaque jour, il allait à l'observatoire chez Léméri, qui lui faisait servir du lait. Mme Guérin, sa gouvernante, s'était, par ses bontés, concilié son attachement. S'étant égaré dans les rues, il versa, ne la revoyant pas, un torrent de larmes. Il faisait des caresses à Itard, mais à ses heures, celles où il n'en était pas persécuté pour s'instruire. — L'échec fut à peu près complet quant à la parole. Pendant quatre mois, il semblait même ne pas entendre la voix humaine. Le cri guttural des sourds-muets l'impressionna le premier. Une autre fois l'exclamation *Oh !* le fit retourner. Mais il n'y attachait aucun sens. Profitant de sa soif, on lui répéta *eau ! eau !* en lui présentant ce liquide, il s'agita vainement sans pouvoir redire le mot.

Itard à cette occasion l'appela *Victor* espérant qu'il comprendrait ce nom où l'*o* figurait dans la dernière syllabe. Il accourait, en effet, à cette désignation. *Non* obtint aussi pour lui une signification positive. *Lait* sortit de ses lèvres en dégustant cet aliment. Il répétait cette expression volontiers, mais on s'aperçut qu'il ne lui attribuait aucun sens. *Li, lli* en parurent des syllabes dérivées qu'il prononçait fréquemment en présence d'une Julie, nièce de Mme Guérin, de façon à faire soupçonner que c'était à elle qu'il les appliquait *Oh ! Die ! Oh ! Düe*, était enfin une interjection qui lui était devenue familière.

Son vocabulaire, on le voit, s'était médiocrement enrichi. Pour Itard, cette impuissance reconnaissait une double cause. D'abord le défaut d'exercice mortel au développement des aptitudes, puis la facilité du jeune sauvage pour exprimer autrement que par le langage oral ses besoins peu nombreux. Est-ce l'heure de la promenade ? Anxieux, il va de la porte à la croisée, prépare, si la gouvernante n'est pas prête, les objets de sa toilette, l'aide à s'habiller, tire d'avance le cordon. Arrive-t-il à l'Observatoire ? Son soin le plus pressé est de se faire verser son lait dans une écuelle de bois qu'il n'oublie jamais d'avoir dans sa poche. Parfois, pour l'amuser, on le voiture dans une brouette. Si l'envie lui en prend, il amène quelqu'un par le bras, se place dans le véhicule et, si on le refuse, lui fait faire lui-même plusieurs tours et s'y asseoit de nouveau, comptant sur la complaisance d'un des assistants. Au diner sa pantomine n'est pas moins démonstrative. Il met le couvert et apporte à Mme Guérin les plats servant à quérir la nourriture. Quelqu'un, dans une solennité, fait-il les honneurs du repas, c'est à cette personne qu'il s'adresse pour être servi, approchant son assiette du mets qu'il convoite. Si l'on fait mine de pas l'entendre, il frappe deux ou trois coups de fourchette sur le rebord du plat et, au besoin, ne craint pas de s'emparer de la cuiller et de tout prendre. Il a aussi une manière ingénieuse d'éconduire les curieux incommodes. Présentant à chacun, sans méprise, leur canne, leurs gants et leur chapeau, il les pousse doucement vers la porte qu'il referme impétueusement sur eux. Par contre, on n'a, à l'aide d'un signe, qu'à lui montrer une cruche renversée pour qu'il aille chercher de l'eau, ou à lui tendre un verre pour qu'il vous verse à boire. Itard, un jour, s'ébouriffe les cheveux; le jeune sauvage lui apporte aussitôt le peigne qu'il voulait.

Des deux genres d'instruction formant l'objet de la cinquième vue, celui concernant les appétits a coûté le moins de peine. L'intelligence s'est élevée d'elle-même au but par la seule irritation des obstacles. Dès étant à Rodez, l'enfant, en quelques semaines, a pu, dit un témoin oculaire, le naturaliste Bonaterre, écosser des haricots. Apportait-on une botte de tiges desséchées; pressentant qu'elles étaient destinées à sa subsistance, il allait chercher une marmite et s'installait, celle-ci à droite, les haricots à gauche. Ouvrant avec dextérité les gousses, il lançait les bonnes graines dans le vase et rejetait les mauvaises. L'opération achevée, il remplissait d'eau la marmite, la mettait au foyer et alimentait le feu avec les débris des gousses soigneusement empilées. Nous verrons que ce sens de l'arrangement lui était naturel.

L'éducation psychique rencontra de sérieuses difficultés. Comptant peu sur l'ouie, Itard procéda par la méthode sicardienne en usage pour les sourds-muets.

Ayant, sur une planche noire, figuré des dessins divers : clef, ciseaux, marteau, etc., il applique dessus les objets correspondants. L'enfant fut très lent à les distinguer. Au lieu d'un qu'on lui désignait, il les apportait tous. On avait remarqué un grand ordre dans sa chambre, où il ne souffrait pas que la plus petite chose fût hors de sa place. Itard, songeant à utiliser cette disposition étrange, suspendit chacun des objets au-dessous de leur dessins. Chaque fois qu'il les détachait et les donnait à son élève, celui-ci, qu'ils fussent ou non mêlés, les rétablissait invariablement dans un ordre convenable. C'était de la mémoire. Pour le contraindre au raisonnement, on multiplia de plus en plus les dessins et les inversions. L'épreuve réussit. Victor prenait un objet et cherchait sa figure représentative. Il passait de même des dessins aux objets représentés.

Cet exercice su, on accola, puis on substitua les lettres des noms aux figures. Les sourds-muets saisissant aisément ces nouveaux signes. Victor, quelque temps qu'on y consacrât, ne put rien comprendre au changement, ce qu'Itard explique par la supériorité des sourds-muets, accoutumés, dès leur enfance, à apprécier sans cesse par la vue les rapports des objets entre eux.

Pour s'accommoder aux facultés encore engourdies du sauvage, le professeur modifia son plan. Ayant collé sur une planche trois morceaux de papier : un circulaire et rouge, le second triangulaire et bleu, le troisième carré et noir, il y adapta des cartons mobiles de même grandeur, de même forme et de même couleur. Ces cartons enlevés, Victor les replaçait sans difficulté ; on rendit les couleurs uniformes, ensuite réciproquement les figures ; on nuança les unes et les autres de diverses façons ; les erreurs furent peu nombreuses et passagères.

Toutefois, afin de multiplier les bases de comparaison, les complications étant devenues fatiguantes, le dégoût survint. Victor, par moments, dispersait les cartons avec colère ; on insista, et ces accès prirent le caractère de la frénésie, même du mal caduc. La douceur ne fit qu'aggraver les accidents. M. Itard très embarrassé, en vint à un expédient extrême. Quelque temps auparavant, Victor étant avec Mme Guérin sur la plate-forme de l'Observatoire avait été pris en s'approchant du parapet, d'une frayeur extrême. M. Itard, au fort d'une crise, le saisit violemment et l'expose à une fenêtre du quatrième étage. Pâlissant, couvert de sueur, Victor ramasse et replace ses cartons. A partir de cette secousse, la docilité fut plus grande et les symptômes ne se reproduisirent plus.

Sur une sorte d'échiquier sont creusées vingt-quatre cases destinées à recevoir autant de cartons de 2 pouces, où étaient imprimées, en gros caractères, les vingt-quatre lettres de l'alphabet. Presque spontanément, l'élève enlevait et replaçait les cartons. Il avait imaginé un moyen ingénieux. Il les empilait dans sa main et les replaçait au rebours. Comme la pile était haute, elle tombait quelquefois. Pour s'éviter le mal d'un arrangement complexe, il y avait quatre rangées, il les prenait séparément. On confondait les caractères; insidieusement on rapprochait les lettres similaires, comme le G et le C, l'E et l'F. Le discernement était imperturbable. Itard, moins dans l'espoir de la réussite que par curiosité, essaya d'adopter cette notion à la pratique. Mme Guérin apportait le lait habituel. Il choisit dans les cartons et pose sur une planche ces quatre lettres L.A.I.T. elle lui présente la tasse. Itard reprend les lettres, les donne à Victor, l'invite à les replacer, lui indiquant le lait pour prix. Il le fait, mais dans un ordre inverse TIAL. Quelques essais suffirent pour la correction. La récompense ne se fit pas attendre. Et, le rapport du signe à la chose avait été si bien senti, que, quelques jours après, allant à l'Observatoire, il emporte les quatre cartons, et s'en sert pour demander son lait, en le disposant sur une table. Telle était la situation au moment où Itard écrivit son premier travail. L'éducation remontait au plus à neuf ou dix mois. Malgré les lenteurs et les défaillances, l'éveil des facultés s'était manifesté sur assez de points pour permettre d'espérer que les échelons conquis aideraient à en franchir de plus élevés.

Itard conservait donc ses convictions et sa confiance. L'éducation, dont ces préludes étaient le gage, lui semblait aussi garantie par le temps « qui, dans sa marche invariable, donne à l'enfance, en forces et en développements, tout ce qu'il ôte à l'homme au déclin de la vie». Nous ne devons pas seulement à l'organisation notre supériorité morale sur les animaux, elle est aussi le fruit de la civilisation et de la culture.

Dans le second document, rapport au ministre, postérieur de cinq années, Itard, malheureusement, est obligé de convenir que l'avancement de Victor n'a point suivi la progression que faisaient augurer ses premiers succès. En le comparant à lui-même, la distance sans contredit est grande ; elle ne l'est guère moins si le parallèle s'établit avec un adolescent du même âge. Trop déprimé par Pinel, il avait été surfait par Itard. La vérité était intermédiaire. Après avoir rappelé son précédent écrit et les phases parcourues, l'auteur expose l'ensemble des transformations qui se sont opérées chez le jeune sauvage sous le triple rapport du développement des sens, de l'intelligence et des facultés affectives.

L'*ouïe* s'était montrée rebelle. Itard s'attacha d'abord à la perception des sons, en passant des plus forts et des plus dissemblables aux plus rapprochés et aux plus affaiblis. Son élève distingua successivement le bruit du tambour et des cloches, le timbre d'une pendule, le choc d'une baguette, les modulations d'un instrument à vent, les intonations vocales. A chaque voyelle était affecté un doigt qu'il levait lorsqu'elle était prononcée. Ce jeu, pour lequel on lui bandait les yeux, lui plaisait et déterminait une joie impétueuse dont les proportions, à la fin, troublaient l'exercice. Le bandeau enlevé, les distractions se multiplièrent. On essaya de l'intimidation ; ce fut pire encore. L'élan s'arrêta ; mais l'élève y avait gagné de saisir à la voix les sentiments des personnes.

Déjà exercée, la *vue* reçut un complément d'éducation par la lecture d'une série de mots, écrits également sur deux tableaux, dont l'un était remis à l'enfant. Celui-ci cherchait sur ce tableau le mot qu'on lui désignait sur l'autre. Se trompait-il ? On vérifiait lettre à lettre. Bientôt le simple coup d'œil suffit à la rectification.

La peau plus que le *toucher* avait d'abord participé aux sensations. Des marrons chauds et froids ayant été mis dans un vase profond, l'enfant en retirait un froid ou un chaud selon que de la main libre il en touchait un semblable au dehors. Au contraire, quand il fallut juger de la configuration il rapporta un gland pour une châtaigne. Il fallut, pour particulariser le fonctionnement du sens, comme pour les sons, des comparaisons les plus disparates aux moins accusées. L'enfant y devint subtil, et rien n'était plus comique que le sérieux qu'il apportait à sonder les différences.

Itard s'occupa peu de l'*odorat*, doué par lui-même d'une extrême délicatesse. On sait que Victor flairait jusqu'aux corps inodores, du bois, des cailloux, etc. Sa gouvernante, l'ayant perdu dans la rue d'Enfer, ce n'est qu'après lui avoir flairé les mains et les bras à diverses reprises, qu'il se décida à la suivre. Au point de vue des jouissances et de l'utilité, le perfectionnement du *goût* devait être un véritable bienfait. L'enfant se familiarisa avec une foule de mets qu'il dédaignait auparavant ; il but du vin, des liqueurs, cependant l'eau resta sa boisson favorite. C'était pour lui, à la fin du repas, une délectation de se placer en face d'une croisée, et, avec l'attitude d'un gourmet, de boire un verre d'eau pure, gorgée à gorgée, goutte à goutte.

On a dit des *sens* qu'ils étaint les portes de l'intelligence. Ayant sa part de leur culture, celle-ci s'accroît aussi par des procédés directs. Victor avait pu, et *vice-versa*, approcher les objets de leurs étiquettes. Pour étendre le domaine de la mémoire, lui faisant lire un nom, on l'envoyait chercher dans sa chambre l'objet designé. Comme il oubliait dans le trajet, il s'avisa de courir et réussit. Si parfois le souvenir s'effaçait, il s'arrêtait et revenait lire l'étiquette. Bientôt l'impression devenant plus durable, il n'eut plus besoin de précipiter sa course, et non seulement il rapportait un seul, mais plusieurs objets à la fois, ayant soin avant de les remettre à Itard, de les confronter sur la liste.

Une grave déception, toutefois, suivit ces expériences. Bâton, livre, soufflet, brosse, verre, couteau étaient les noms indiqués. Itard avait fermé à clef la chambre de Victor ; il l'invite à les chercher dans son cabinet. L'élève, confus, interdit, n'en distingue aucun. Le maître n'était pas moins désappointé. Il se ravise et demande le livre. Il y en avait plusieurs, Victor les examine, hésite et ne se décide pas. Éclairé, Itard en sort de sa bibliothèque une douzaine parmi lesquels s'en trouvait un identiquement semblable à celui de la chambre du pensionnaire, qui s'en empare et le présente d'un air radieux. Loin de s'être mépris, Victor avait fait des signes une application trop rigoureuse. De l'individu, il ne s'était pas élevé à l'espèce.

Cette transition facile conduisit à une erreur opposée. Tout pour lui s'identifia : papier, cahier, registre et livre, manche et bâton, brosse et balai. Il fallut le détromper. Itard lui demande un couteau, un rasoir était sous sa main, il l'apporte. Peu de temps après l'avoir reçu, le professeur exige que l'élève s'en serve pour couper du pain. La mobilité de la lame l'en empêche. Itard se rase devant lui. Dès lors, la confusion ne se reproduit plus.

L'induction est pour l'imagination un véhicule. De ces rapprochements naquirent des inventions plus ou moins singulières : celles-ci entre beaucoup d'autres. A table désirant avoir des lentilles et n'ayant rien pour les recevoir, Victor présenta un dessin qu'il avait pris sur la cheminée et dont le bord simulait celui d'une assiette. Une autre fois, à défaut de porte-crayon, il se sert d'une lardoire pour assujettir à l'aide d'un fil, un petit morceau de craie qu'il ne pouvait tenir dans ses doigts.

Lit, chambre, arbre, personne : ces grands objets furent aisément compris, il n'en fut pas de même des parties constituantes d'un tout. Longtemps, l'élève ne put distinguer le bras, la main, les doigts. Itard arracha la couverture du livre, en détacha plusieurs feuillets et les désigna séparément par leurs noms respectifs. Ces noms bien retenus et les parties reconstituées, Victor les redit comme auparavant, et, quant au livre entier, n'indiqua que lui. Ce discernement ne tarda pas à s'appliquer sur une large échelle.

Contre la prévision, la notion des qualités eut un assez prompt succès. Sur deux livres, in-8 et in-18 que Victor avait palpés, on mit ces suscriptions : grand et petit. Ces cartons retirés et mêlés, il les replaça exactement. La même distinction eut lieu avec des clous d'inégale longueur, et aussi relativement à toutes les qualités sensibles, couleur, pesanteur, résistance, etc.

Pour le verbe, soumettant un objet connu à diverses actions, Itard les caractérisait, chacune, à mesure qu'il les exécutait, par son infinitif, inscrit sur une planche noire. A côté du mot *clef*, par exemple, il mettait *toucher, jeter, ramasser, baiser, replacer,* puis, substituant un autre régime, il renouvelait à son égard les mêmes actions. Parfois, entre cette action et l'objet choisi au hasard, il y avait incompatibilité. Plus d'une fois, l'élève se tira ingénieusement d'embarras. Ces mots, ayant, un jour, été étrangement accouplés : déchirer pierre, couper tasse, manger balai, Victor prit un marteau pour rompre la pierre, laissa tomber la tasse pour la casser et mangea un morceau de pain.

Matériellement l'écriture est de pure imitation. Avant d'obtenir le tracé de quelques lignes, il fallut, par des préparations grossières (lever les bras, avancer le pied, s'asseoir, ouvrir ou fermer les mains, les doigts), créer l'aptitude. Victor parvint graduellement à écrire les mots qu'il connaissait et à exprimer quelques-uns de ses besoins.

Le sens de la parole n'avait pu s'ouvrir. A l'audition, on joignit la mimique. La lutte fut opiniâtre, mais vaine.

En général, les êtres inférieurs, les idiots, sont instinctifs et égoïstes. Les facultés affectives, chez le jeune sauvage, s'élevèrent tardivement, et dans une mesure restreinte, à des affinités désintéressées. Les soins empressés d'une gouvernante, qu'il devait aimer plus tard, ne suscitèrent pendant longtemps aucune marque de reconnaissance. Ses premières caresses n'eurent de mobiles que ses besoins ou ses désirs. Elles cessaient par la satisfaction. Néanmoins à mesure que ses relations s'étendirent son cœur se dévoila par des mouvements non équivoques. Dans une évasion, s'étant dirigé vers Senlis, il ne fut ramené que quinze jours après par la gendarmerie et à la vue de Mme Guérin, il pâlit et perdit connaissance, puis sous l'influence des caresses de sa gouvernante, il revint et se livra aux élans de la satisfaction la plus affectueuse. Son bonheur ne fut pas moins vif, lorsqu'après avoir observé avec chagrin la figure mécontente d'Itard, il put se précipiter dans ses bras. Victor, chargé de mettre la table, y plaçait le couvert de M. Guérin. Celui-ci étant tombé malade, son couvert était néanmoins apporté, quoique ôté à chaque repas. La maladie eut une issue fâcheuse et, voyant la table garnie comme à l'ordinaire, Mme Guérin en ressentit une profonde douleur. Victor s'en aperçut, car il emporta le fatal couvert dans l'armoire et ne le remit plus. Le sentiment de son impuissance dans certaines leçons le touchait jusqu'au point de verser des larmes.

En revanche, il n'était pas moins sensible à la réussite de ses efforts ou aux éloges qu'elle lui attirait. Scier du bois l'intéressait au plus haut degré. Il redoublait d'ardeur à mesure que la scie pénétrait plus avant et riait aux éclats au moment où la division s'achevait. Par cela même, il semblait être heureux de rendre de petits offices à ceux qu'il aimait. Ses anciens goûts, du reste, n'avaient pas perdu tout empire et sa dernière fuite venait de ce que, Mme Guérin ayant été indisposée, et après sa guérison étant sortie sans l'emmener, il éprouvait le besoin de sensations dont il avait été sevré depuis plusieurs semaines.

Le sentiment de justice avait jeté quelques racines dans son âme. Dans le principe, naïf par inconscience, il prenait et ne dérobait pas. La répression transforma l'impulsion indifférente en vice. Il accomplit ses larcins dans l'ombre. Usant avec lui de représailles, on lui arrachait ostensiblement un fruit convoité, ou on enlevait furtivement de ses poches ses petites provisions. Il se résigna et s'abstint. La leçon avait-elle été comprise ? Un jour que, pour son travail, il attendait une récompense, Itard, affectant une figure sévère, l'entraine vers le cachot. D'habitude il y entrait sans résistance. Cette fois sa révolte fut telle qu'il mordit son maître à la main. Le sauvage avait donc atteint la hauteur de l'homme moral ; non qu'il fût guidé, tant s'en faut, par une lumière complète. La personnalité, au contraire, dominait et son obligeance, en défaut dès qu'elle était en opposition avec ses besoins, n'était pas ce dévouement qui ne calcule ni les privations ni les sacrifices.

Itard avait fait fond sur l'explosion de la *puberté*. Ses orages furent violents, mais stériles. La crise, en troublant Victor, ne lui communiqua aucune parcelle de ce souffle qui agrandit les êtres. Son instinct ne le porta que faiblement vers les femmes. Sombre, irritable, violent, tel il se montra dans les paroxymes que les bains tempéraient sans les prévenir. Ce ne fut point sans fondement que le maître perdit confiance dans un perfectionnement plus étendu. En grandissant, le sauvage de l'Aveyron devenait par ses écarts un embarras pour les autres élèves. L'établissement crut prudent de le loger au dehors, sous la tutelle de sa gouvernante, Mme Guérin, avec laquelle il vécut jusqu'à sa mort, arrivée en 1828, n° 4, impasse des Feuillantines (1).

Le sauvage est resté pour Itard une énigme. Opposant à des progrès réels des avortements inattendus, « cette étonnante variété dans les résultats, dit-il, rend incertaine l'opinion qu'on peut se former de ce jeune homme. » On n'avait point fait alors une étude approfondie des idiots. Chez beaucoup d'entre eux, de pareils contrastes sont fréquents, sans qu'on soit fondé à rapporter à un défaut de culture primitive les impuissances partielles. Évidemment, Victor était une variété de cette immense catégorie. Un étrange mystère, sans contredit, pèse sur son origine. On a peine à se rendre compte, comment, avec de si pauvres facultés,

(1) Nous devons ce dernier renseignement à l'obligeance de M. Vaïsse, censeur des études à l'Institution des sourds-muets. D.

il a pu, pendant tant d'années, suffire, par lui-même, à sa subsistance et à sa conservation. La logique de la faim a son génie.

Ce qui désarçonnait surtout le maître, c'était le mutisme de son élève. A chaque instant il épiait l'éclosion de cette parole dont il attendait la précieuse assistance. Le sens s'était-il atrophié? Nul n'imaginira qu'un enfant de cinq ans (c'est l'âge où l'on supposait que le sauvage de l'Aveyron avait commencé sa vie solitaire) n'eût pas conservé quelques principes du langage, s'il l'avait possédé. Ses idées et ses habitudes sociales, en ce cas, auraient aussi été assez developpées pour qu'il ne se fût pas, d'instinct, et avec succès, ingénié à se rapprocher du monde. Douze ans d'un autre côté, ne sont pas une période tellement longue qu'elle justifie raisonnablement l'hypothèse d'Itard. L'organisation est encore fraiche pour les impressions ; témoin, la jeune Leblanc élevée par les religieuses. Plus vraisemblablement, il y avait eu un naufrage des aptitudes dans lequel celle qui préside aux communications verbales avait été comprise. Parmi nos enfants défectueux à divers degrés plusieurs eussent rivalisé de progrès avec Victor qui n'ont jamais pu apprendre à parler, bien qu'à aucun moment ne leur ait manqué l'excitation nécessaire, domestique et sociale.

Pour peu, du reste, qu'on réfléchisse au fonctionnement psychologique, la contradiction disparait. La philosophie, naguère, faisait dériver toutes nos facultés d'un principe unique, l'âme. On sait, aujourd'hui, que l'homme est un composé de pouvoirs distincts susceptibles, physiologiquement, de se manifester avec une intensité inégale et, pathologiquement, d'être séparément atteints. Les germes absents ne peuvent dès lors être cultivés. On ne remplace point un membre perdu. Quant à ceux qui ont été respectés et dont l'énergie native est parfois saillante, leur développement n'a de limites que les conditions du milieu où elle s'exerce et la somme de l'intelligence générale des sujets. Les exemples de ces diversités abondent dans la société comme dans nos asiles.

Le sauvage de l'Aveyron a été ce que, d'après sa nature infirme, il devait être. Certaines virtualités n'existaient point ; les efforts ont été vains pour les contraindre à surgir ; d'autres ne demandaient qu'à agir et, sous l'influence des stimulations employées, elles ont mis à leur service le discernement, dans sa mesure malheureusement restreinte. Voilà le secret des anomalies et des oppositions que cet être mutilé a offertes. Son niveau était marqué par la médiocrité de son jugement et de sa sagacité inductive. Il ne dépassait guère l'intuition.

Son égoïsme n'était pas moins une conséquence naturelle de son organisation incomplète. L'organisation et le dévouement n'appartiennent qu'aux intelligences d'élite. Chez tous nos idiots l'instinct commande. Ils sont invinciblement soumis à l'instantanéité. Vainement posséderont-ils, plus ou moins fécondées, des qualités morales. Les meilleurs, sous le coup d'un désir, d'un besoin, d'une contrariété, d'une vengeance subiront l'ascendant dominateur. Seul, l'homme clairvoyant et réfléchi, pénétré des lois sociales, sent le devoir de la résistance et fait, en connaissance de cause, appel à des contre-poids que l'idiot n'invoque jamais. Victor n'a point échappé à la fatalité commune.

Enfin, tout en rendant hommage aux efforts éducateurs d'Itard et à ses conceptions savantes et ingénieuses, il est un idéal qu'il n'a pas soupçonné et que nous-mêmes, plus instruits par l'expérience, il nous est interdit d'atteindre dans les conditions insuffisantes d'une institution qui appelle une profonde réforme. On s'attaque trop à l'intelligence. Chez l'idiot, l'éducation veut être toute action, toute pratique. Jeux multipliés, travaux divers, exercices variés, à chaque heure, à chaque minute, en des mains successives et habiles, il doit être à l'œuvre. Il y a loin de cette fermentation constante à des leçons éparses, abstraites et monotones. L'isolement n'est pas non plus propice à l'émulation. Comme les enfants ordinaires la rivalité stimule les idiots. Quand un exercice leur plaît et qu'ils y réussissent, c'est à qui imitera ou surpassera son camarade. Trop d'agglomération néanmoins entraine la confusion. Il est préférable, quand on le peut, d'en réunir un petit nombre. Autrement, se partageant une tâche de dévouement, ceux qui les environnent, doivent tour à tour, se sacrifier à eux, et, pour les exciter, descendre en quelsorte à leur niveau. Le sauvage de l'Aveyron, ainsi cultivé, se fût certainement manifesté par plus de surfaces. Mais la sphère morale ne se fût que faiblement élargie. L'écueil des idiots, c'est l'absence d'initiative sociale. Un écran éternel dérobe à leurs regards le foyer des lumières supérieures.

AVANT-PROPOS

Jeté sur ce globe sans forces physiques et sans idées innées, hors d'état d'obéir par lui-même aux lois constitutionnelles de son organisation, qui l'appellent au premier rang du système des êtres, l'homme ne peut trouver qu'au sein de la société la place éminente qui lui fut marquée dans la nature, et serait, sans la civilisation, un des plus faibles et des moins intelligents des animaux : vérité, sans doute, bien rebattue, mais qu'on n'a point encore rigoureusement démontrée. Les philosophes qui l'ont émise les premiers, ceux qui l'ont ensuite soutenue et propagée, en ont donné pour preuve l'état physique et moral de quelques peuplades errantes, qu'ils ont regardées comme non civilisées parce qu'elles ne l'étaient point à notre manière, et chez lesquelles ils ont été puiser les traits de l'homme dans le pur état de nature. Non, quoi qu'on en dise, ce n'est point là encore qu'il faut le chercher et l'étudier. Dans la horde sauvage la plus vagabonde comme dans la nation d'Europe la plus civilisée, l'homme n'est que ce qu'on le fait être ; nécessairement élevé par ses semblables, il en a contracté les habitudes et les besoins ; ses idées ne sont plus à lui ; il a joui de la plus belle prérogative de son espèce, la susceptilité de développer son entendement par la force de l'imitation et l'influence de la société.

On devait donc chercher ailleurs le type de l'homme véritablement sauvage, de celui qui ne doit rien à ses pareils et le déduire des histoires particulières du petit nombre d'individus qui, dans le cours du XVIIe siècle, et au commencement du XVIIIe, ont été trouvés, à différents intervalles, vivant isolément dans les bois où ils avaient été abandonnés dés l'âge le plus tendre (1).

Mais telle était, dans ces temps reculés, la marche défectueuse de l'étude de la science livrée à la manie des explications, à l'icertitude des hypothèses, et au travail exclusif du cabinet, que l'observation n'était comptée pour rien, et que ces faits précieux furent perdus pour l'histoire naturelle de l'homme. Tout ce qu'en ont laissé les auteurs contemporains se réduit à quelques détails insignifiants, dont le résultat le plus frappant et le plus général, est que ces individus ne furent suceptibles d'aucun perfectionnement bien marqué ; sans doute, parce qu'on voulut appliquer à leur éducation, et sans égard pour la différence de leurs orgnes, le système ordinaire de l'enseignement social. Si cette application eût un succès complet chez la fille sauvage trouvée en France vers le commencement du siècle dernier, c'est qu'ayant vécu dans les bois avec une compagne, elle devait déjà à cette simple association un certain développement de ses facultés intellectuelles, une véritable éducation, telle que l'admet Condillac (2), quand il suppose deux enfants abandonnés dans une solitude profonde, et chez lesquelles la seule influence de leur cohabitation, dût donner essor à la mémoire, à

---

(1) Linné en fait monter le nombre jusqu'à 10 et les représente comme formant une variété de l'espèce humaine. (*Système de la nature.*)

(2) *Essai sur l'origine des connaissances humaines*, IIe partie, section première.

leur imagination, et leur faire créer même un petit nombre de signes : supposition ingénieuse, que justifie pleinement l'histoire de cette même fille, chez laquelle la mémoire se trouvait développée au point de lui retracer quelques circonstances de son séjour dans les bois, et très en détail, surtout la mort violente de sa compagne (1).

Dépourvus de ces avantages, les autres enfants, trouvés dans un état d'isolement individuel, n'apportèrent dans la société que des facultés profondément engourdies, contre lesquelles durent échouer, en supposant qu'ils furent tentés et dirigés vers leur éducation, tous les efforts réunis d'une métaphysique à peine naissante, encore entravée du préjugé des idées innées, et d'une médecine, dont les vues nécessairement bornées par une doctrine toute mécanique, ne pouvaient s'élever aux considérations philosophiques des maladies de l'entendement. Éclairées du flambeau de l'analyse, et se prêtant l'une à l'autre un mutuel appui, ces deux sciences ont de nos jours dépouillé leurs vieilles erreurs, et fait des progrès immenses. Aussi avait-on lieu d'espérer que si jamais il se présentait un individu pareil à ceux dont nous venons de parler, elles *déploieraient pour son développement physique et moral toutes les ressources de leurs connaissances actuelles ;* ou que du moins si cette application devenait impossible ou infructueuse, il se trouverait dans ce siècle d'observa-

---

(1) Cette fille fut prise en 1731, dans les environs de Châlons-sur-Marne, et élevée dans un couvent de religieuses, sous le nom de Mademoiselle Leblanc. Elle raconta, quand elle sut parler, qu'elle avait vécu dans les bois avec une compagne, et qu'elle l'avait malheureusement tuée d'un violent coup sur la tête un jour qu'ayant trouvé sous leurs pas un chapelet, elles s'en disputèrent la possession exclusive. (Racine, *Poème de la Religion*.)

Cette histoire, quoiqu'elle soit une des plus circonstanciées, est néanmoins si mal faite, que si l'on en retranche d'abord ce qu'il y a d'insignifiant et puis ce qu'il y a d'incroyable, elle n'offre qu'un très petit nombre de particularités dignes d'être notées, et dont la plus remarquable est la faculté qu'avait cette jeune sauvage de se rappeler son état passé.

tion quelqu'un qui, *recueillant avec soin l'histoire d'un être aussi étonnant, déterminerait ce qu'il est, et déduirait de ce qu'il lui manque, la somme jusqu'à présent incalculée des connaissances et des idées que l'homme doit à son éducation.*

Oserai-je avouer que je me suis proposé l'une et l'autre de ces deux grandes entreprises? Et qu'on ne me demande point si j'ai rempli mon but. Ce serait là une question bien prématurée à laquelle je ne pourrais répondre qu'à une époque encore très éloignée. Néanmoins je l'eusse attendue en silence, sans vouloir occuper le public de mes travaux si ce n'avait été pour moi un besoin, autant qu'une obligation, de prouver, par mes premiers succès, que l'enfant sur lequel je les ai obtenus n'est point, comme on le croit généralement, un imbécile désespéré, mais un être intéressant, qui mérite, sous tous les rapports, l'attention des observateurs, et les soins particuliers qu'en fait prendre une administration éclairée et philanthropique.

DES PREMIERS DÉVELOPPEMENTS

DU

JEUNE SAUVAGE

DE

L'AVEYRON

Un enfant de onze ou douze ans, que l'on avait entrevu quelques années auparavant dans les bois de la Caune, entièrement nu, cherchant des glands et des racines dont il faisait sa nourriture, fut dans les mêmes lieux, et vers la fin de l'an VII, rencontré par 3 chasseurs qui s'en saisirent au moment où il grimpait sur un arbre pour se soustraire à leurs poursuites. Conduit dans un hameau du voisinage, et confié à la garde d'une veuve, il s'évada au bout d'une semaine, et gagna les montagnes, où il erra pendant les froids les plus rigoureux de l'hiver, revêtu plutôt que couvert d'une chemise en lambeaux, se retirant pendant la nuit dans les lieux solitaires, se rapprochant, le jour, des villages voisins, menant ainsi une vie vagabonde, jusqu'au jour où il entra de son propre mouvement dans une maison habitée du canton de Saint-Sernin.

Il y fut repris, surveillé et soigné pendant deux ou trois jours ; transféré de là à l'hospice de Saint-Afrique, puis à Rodez, où il fut gardé plusieurs mois. Pendant le séjour qu'il a fait dans ces différents endroits, on l'a vu toujours également farouche, impatient et mobile, chercher conti-

nuellement à s'échapper, et fournir matière aux observations les plus intéressantes, recueillies par des témoins dignes de foi, et que je n'oublierai pas de rapporter dans les articles de cet essai, où elles pourront ressortir avec plus d'avantage (1). Un ministre, protecteur des sciences, crut que celle de l'homme moral pourrait tirer quelques lumières de cet évènement. Des ordres furent donnés pour que cet enfant fût amené à Paris. Il y arriva vers la fin de l'an VIII, sous la conduite d'un pauvre et respectable vieillard qui, obligé de s'en séparer peu de temps après, promit de revenir le prendre, et de lui servir de père, si jamais la Société venait à l'abandonner.

Les espérances les plus brillantes et les moins raisonnées avaient devancé à Paris, le *sauvage de l'Aveyron* (2). Beaucoup de curieux se faisaient une joie de voir quel serait son étonnement à la vue de toutes les belles choses de la capitale. D'un autre côté, beaucoup de personnes, recommandables d'ailleurs par leurs lumières, oubliant que nos organes sont d'autant moins flexibles et l'imitation d'autant plus difficile, que l'homme est éloigné de la société et de l'époque de son premier âge, crurent que l'éducation de cet individu ne serait l'affaire que de quelques mois, et qu'on l'entendrait bientôt donner sur sa vie passée, les renseignements les plus piquants. Au lieu de tout cela, que vit-on? un enfant d'une malpropreté dégoûtante, affecté de mouvements spasmodiques et souvent convulsifs, se balançant sans relâche comme certains animaux de la ménagerie, mordant et égratignant ceux qui le

(1) Si par l'expression de *Sauvage* on a entendu jusqu'à présent l'homme peu civilisé, on conviendra que celui qui ne l'est en aucune manière mérite plus rigoureusement encore cette dénomination. Je conserverai donc à celui-ci le nom par lequel on l'a toujours désigné, jusqu'à ce que j'aie rendu compte des motifs qui m'ont déterminé à lui en donner un autre.

(2) Tout ce que je viens de dire, et ce que je dirai par la suite, sur l'histoire de cet enfant avant son séjour à Paris, se trouve garanti par les rapports officiels des citoyens Guiraud et Constant de Saint-Estève, commissaires du gouvernement, le premier près le canton de Saint-Afrique, le second près celui de Saint-Sernin, et par les observations du citoyen Bonaterre, professeur d'histoire naturelle à l'école centrale du département de l'Aveyron, consignées très en détail dans sa *Notice historique sur le Sauvage de l'Aveyron*, Paris, an 8.

contrariaient, ne témoignant aucune espèce d'affection à ceux qui le servaient : enfin, indifférent à tout et ne donnant de l'attention à rien.

On conçoit facilement qu'un être de cette nature ne dût exciter qu'une curiosité momentanée. On accourut en foule, on le vit sans l'observer, on le jugea sans le connaître, et l'on n'en parla plus. Au milieu de cette indifférence générale, les administrateurs de l'institution nationale des Sourds-et-Muets et son célèbre directeur n'oublièrent point que la société, en attirant à elle ce jeune infortuné, avait contracté envers lui des obligations indispensables, qu'il leur appartenait de remplir. Partageant alors les espérances que je fondais sur un traitement médical, ils décidèrent que cet enfant serait confié à mes soins.

Mais avant de présenter les détails et les résultats de cette mesure, il faut exposer le point d'où nous sommes partis, rappeler et décrire cette première époque, pour mieux apprécier celle à laquelle nous sommes parvenus, et opposant ainsi le passé au présent, déterminer ce qu'on doit attendre de l'avenir. Obligé donc de revenir sur des faits déjà connus, je les exposerai rapidement ; et pour qu'on ne me soupçonne pas de les avoir exagérés dans le dessin de faire ressortir ceux que je veux leur opposer, je me permettrai de rapporter ici d'une manière très-analytique la description qu'en fit à une société savante, et dans une séance où j'eus l'honneur d'être admis, un médecin aussi avantageusement connu par son génie observateur, que par ses profondes connaissances dans les maladies de l'intellectuel.

Procédant d'abord par l'exposition des fonctions sensoriales du jeune sauvage, le citoyen Pinel nous présenta ses sens réduits à un tel état d'inertie, que cet infortuné se trouvait, sous ce rapport, bien inférieur à quelques-uns de nos animaux domestiques ; ses yeux sans fixité, sans expression, errant vaguement d'un objet à l'autre sans jamais s'arrêter à aucun ; si peu instruits d'ailleurs, et si peu exercés par le toucher, qu'ils ne distinguaient point un objet en relief d'avec un corps en peinture : l'organe de l'ouïe insensible aux bruits les plus forts comme à la musique la plus touchante : celui de la voix réduit à un état complet de mutité et ne laissant échapper qu'un son guttural et uniforme : l'odorat si peu cultivé qu'il recevait avec la même indifférence l'odeur des parfums et l'exhalaison fétide des ordures dont sa couche était pleine ; enfin l'organe du toucher restreint aux fonctions mécaniques de la préhension des corps. Passant ensuite à l'état des fonctions intellectuelles de cet enfant, l'auteur du rapport nous le présenta incapable d'attention, (si ce n'est pour les objets de ses besoins), et conséquemment de toutes les opérations de l'esprit qu'entraîne cette première, dépourvu de mémoire, de jugement, d'aptitude à l'imitation, et tellement borné dans les idées même relatives à ses besoins, qu'il n'était point encore parvenu à ouvrir une porte ni à monter sur une chaise pour atteindre les aliments qu'on élevait hors de la portée de sa main ; enfin dépourvu de tout moyen de communication, n'attachant ni expression ni intention aux gestes et aux mouvements de son corps, passant avec rapidité et sans aucun motif présumable d'une tristesse apathique aux éclats de rire les plus immodérés insensible à toute espèce d'affections morales ; son discernement n'était qu'un calcul de gloutonnerie, son plaisir une sensation agréable des organes du goût, son intelligence la susceptibilité de produire quelques idées incohérentes, relatives à ses besoins ; toute son existence, en un mot, une vie purement animale.

Rapportant ensuite plusieurs histoires, recueillies à Bicêtre, d'enfants irrévocablement atteints d'idiotisme, le citoyen *Pinel* établit entre l'état de ces malheureux, et celui que présentait l'enfant qui nous occupe, les rapprochements les plus rigoureux, qui donnaient nécessairement pour résultat une identité complète et parfaite entre ces jeunes idiots et le *sauvage de l'Aveyron*. Cette identité menait nécessairement à conclure qu'atteint d'une maladie, jusqu'à présent regardée comme incurable, il n'était susceptible d'aucune espèce de sociabilité et d'instruction.

Ce fut aussi la conclusion qu'en tira le citoyen *Pinel* et qu'il accompagna néanmoins de ce doute philosophique répandu dans tous ses écrits, et que met dans ses présages celui qui sait apprécier la science du pronostic et n'y voir qu'un calcul plus ou moins incertain de probabilités et de conjectures.

Je ne partageai point cette opinion défavorable ; et malgré la vérité du tableau et la justesse des rapprochements, j'osai concevoir quelques espérances. Je les fondai moi-même sur la double considération de la *cause* et de la *curabilité* de cet idiotisme apparent. Je ne puis passer outre sans m'appesantir un instant sur ces deux considérations. Elles portent encore sur le moment présent ; elles reposent sur une série de faits que je dois raconter, et auxquels je me verrai forcé de mêler plus d'une fois mes propres réflexions.

Si l'on donnait à résoudre ce problème de métaphyphysique : *déterminer quels seraient le degré d'intelligence et la nature des idées d'un adolescent, qui, privé, dès son enfance, de toute éducation aurait vécu entièrement séparé des individus de son espèce*, je me trompe grossièrement, ou la solution du problème se réduirait à ne donner à cet individu qu'une intelligence relative au petit nombre de ses besoins et dépouillée, par abstraction, de toutes les idées simples et complexes que nous recevons par l'éducation, et qui se combinent dans notre esprit de tant de manières, par le seul moyen de la connaissance des signes. Eh bien ! le tableau moral de cet adolescent serait celui du *sauvage de l'Aveyron* et la solution du problème donnerait la mesure et la cause de l'état intellectuel de celui-ci.

Mais pour admettre encore avec plus de raison l'existence de cette cause, il faut prouver qu'elle a agi depuis nombre d'années, et répondre à l'objection que l'on pourrait me faire et que l'on m'a déjà faite, que le prétendu sauvage, n'était qu'un pauvre imbécile que des parents, dégoûtés de lui, avaient tout récemment abandonné à l'entrée de quelque bois. Ceux qui se sont livrés à une pareille supposition, n'ont point observé cet enfant peu de temps après son arrivée à Paris. Ils auraient vu que toutes ses habitudes portaient l'empreinte d'une vie errante et solitaire ; aversion insurmontable pour la société et pour ses usages, nos habillements, nos meubles, le séjour de nos appartements, la préparation de nos mets, indifférence profonde pour les objets de nos plaisirs et de nos besoins factices ; goût passionné pour la liberté des champs si vif encore dans son état actuel, malgré ses besoins nouveaux et ses affections naissantes, que pendant un court séjour qu'il a fait à Montmorency, il se serait infailliblement évadé dans la forêt, sans les précautions les plus sévères, et que deux fois il s'est échappé de la maison des Sourds-Muets, malgré la surveillance de sa gouvernante ; locomotion extraordinaire, pesante à la vérité, depuis qu'il porte des chaussures, mais toujours remarquable par la difficulté de se régler sur notre démarche posée et mesurée, et par la tendance continuelle à prendre le trot ou le galop ; habitude opiniâtre de flairer tout ce qu'on lui présente, même les corps que nous regardons comme inodores, mastication non moins étonnante encore, uniquement exécutée par l'action précipitée des dents incisives, indiquant assez, par son analogie avec celle de quelques rongeurs, qu'à l'instar de ces animaux, notre sauvage ne vivait le plus communément que de productions végétales : je dis le plus communément, car il parait, par le trait suivant, que dans certaines circonstances il aurait fait sa proie de quelques petits animaux, privés de vie. On lui présenta un serin mort, et dans un instant l'oiseau fut dépouillé de ses plumes, grosses et petites, ouvert avec l'ongle, flairé et rejeté.

D'autres indices d'une vie entièrement isolée, précaire et vagabonde, se déduisent de la nature et du nombre de cicatrices dont le corps de cet enfant est couvert. Sans parler de celle que l'on voit au devant du col et dont je ferai mention ailleurs, comme appartenant à une autre cause, et méritant une attention particulière, on en compte quatre sur la figure, six sur le long du bras gauche, trois à quelque distance de l'épaule droite, quatre à la circonférence du pubis, une sur la fesse gauche, trois à une jambe et deux à l'autre ; ce qui fait en somme vingt-trois cicatrices dont les unes paraissent appartenir à des morsures d'animaux et les autres à des déchirures, et à des écorchures plus ou moins larges, plus ou moins profondes ; témoignages nombreux et ineffaçables du long et total abandon de cet infortuné, et qui, considéré sous un point de vue plus général et plus philosophique, déposent autant contre la faiblesse et l'insuffisance de l'homme livré seul à ses propres moyens, qu'en faveur des ressources de la nature, qui, selon des lois en apparence contradictoires, travaille ouvertement à réparer et à conserver ce qu'elle tend sourdement à détériorer et à détruire.

Qu'on joigne à tous ces faits déduits de l'observation, ceux non moins authentiques qu'ont déposés les habitants des campagnes, voisines du bois où cet enfant a été trouvé, et l'on saura que dans les premiers jours qui suivirent son entrée dans la société, il ne se nourrissait que de glands, de pommes de terre et de châtaignes crues, qu'il ne rendait aucune espèce de son ; que malgré la surveillance la plus active, il parvint plusieurs fois à s'échapper ; qu'il manifesta une grande répugnance à coucher dans un lit, etc : l'on saura surtout qu'il avait été vu plus de cinq ans auparavant entièrement nu et fuyant à l'approche des hommes (1), ce qui suppose qu'il était déjà, lors de sa première apparition, habitué à ce genre de vie ; habitude qui ne pouvait être le résultat que de deux ans au moins de séjour dans des lieux inhabités. Ainsi cet enfant a passé dans une solitude absolue sept ans à peu près sur douze, qui composaient l'âge qu'il pouvait avoir quand il fut pris dans les bois de la Caune. Il est donc probable et presque prouvé qu'il y a été abandonné à l'âge de quatre ou cinq ans, et que si, à cette époque, il devait déjà quelques idées et quelques mots à un commencement d'éducation, tout cela se sera effacé de sa mémoire par suite de son isolement.

Voilà quelle me parut être la cause de son état actuel.

---

(1) Lettre du citoyen N... insérée dans le *Journal des Débats*, 5 pluviôse, an 8.

On voit pourquoi j'en augurai favorablement pour le succès de mes soins. En effet, sous le rapport du peu de temps qu'il était parmi les hommes, le *sauvage de l'Aveyron* était bien moins un adolescent imbécile, qu'un enfant de dix ou douze mois, et un enfant qui aurait contre lui des habitudes anti-sociales, une opiniâtre inattention, des organes peu flexibles, et une sensibilité accidentellement émoussée. Sous ce dernier point de vue, sa situation devenait un cas purement médical, et dont le traitement appartenait à la médecine morale, à cet art sublime créé en Angleterre par les Willis, et les Crichton, et répandu nouvellement en France par les succès et les écrits du professeur Pinel.

Guidé par l'esprit de leur doctrine, bien moins que par leurs préceptes, qui ne pouvaient s'adapter à ce cas imprévu, je réduisis à cinq vues principales le traitement moral ou l'éducation du sauvage de l'Aveyron.

Ire vue : L'attacher à la vie sociale, en la lui rendant plus douce que celle qu'il menait alors, et surtout plus analogue à la vie qu'il venait de quitter.

IIe vue : Réveiller la sensibilité nerveuse par les stimulants les plus énergiques et quelquefois par les vives affections de l'âme.

IIIe vue : Étendre la sphère de ses idées en lui donnant des besoins nouveaux, et en multipliant ses rapports avec les êtres environnants.

IVe vue : Le conduire à l'usage de la parole, en déterminant l'exercice de l'imitation par la loi impérieuse de la nécessité.

Ve vue : Exercer pendant quelque temps sur les objets de ses besoins physiques les plus simples opérations de l'esprit en déterminant ensuite l'application sur des objets d'instruction.

§ I.

Première vue. — *L'attacher à la vie sociale en la lui rendant plus douce que celle qu'il menait alors, et surtout plus analogue à la vie qu'il venait de quitter.*

Un changement brusque dans sa manière de vivre, les fréquentes importunités des curieux, quelques mauvais traitements, effets inévitables de sa cohabitation avec des enfants de son âge, semblaient avoir éteint tout espoir de civilisation. Sa pétulante activité avait dégénéré insensiblement en une apathie sourde qui avait produit des habitudes encore plus solitaires. Aussi, à l'exception des moments où la faim l'amenait à la cuisine, on le trouvait toujours accroupi dans l'un des coins du jardin, ou caché au deuxième étage derrière quelques débris de maçonnerie. C'est dans ce déplorable état que l'ont vu certains curieux de Paris, et que, d'après un examen de quelques minutes, ils l'ont jugé digne d'être envoyé aux Petites-Maisons; comme si la société avait le droit d'arracher un enfant à une vie libre et innocente, pour l'envoyer mourir d'ennui dans un hospice, et y expier le malheur d'avoir trompé la curiosité publique. Je crus qu'il existait un parti plus simple et surtout plus humain; c'était d'user envers lui de bons traitements et de beaucoup de condescendance pour ses goûts et ses inclinations. Madame Guérin,à qui l'administration a confié la garde spéciale de cet enfant, s'est acquittée et s'acquitte encore de cette tâche pénible avec toute la patience d'une mère et l'intelligence d'une institutrice éclairée. Loin de contrarier ses habitudes, elle a su, en quelque sorte, composer avec elles, et remplir par là l'objet de cette première indication.

Pour peu que l'on voulût juger de la vie passée de cet enfant par ses dispositions actuelles, on voyait évidemment qu'à l'instar de certains sauvages des pays chauds, celui-ci ne connaissait que ces quatre choses : dormir, manger, ne rien faire et courir les champs. Il fallut donc le rendre heureux à sa manière, en le couchant à la chute du jour, en lui fournissant abondamment des aliments de son goût, en respectant son indolence, et en l'accompagnant dans ses promenades, ou plutôt dans ses courses en plein air, et cela quelque temps qu'il pût faire. Ces incursions champêtres paraissaient même lui être plus agréables quand il survenait dans l'atmosphère un changement brusque et violent : tant il est vrai que dans quelque condition qu'il soit, l'homme est avide de sensations nouvelles. Ainsi, par exemple, quand on observait celui-ci dans l'intérieur de sa chambre, on le voyait se balançant avec une monotonie fatigante, diriger constamment ses yeux vers la croisée, et les promener tristement dans le vague de l'air extérieur. Si alors un vent orageux venait à souffler, si le soleil caché derrière les nuages se montrait tout-à-coup éclairant plus vivement l'atmosphère, c'étaient de bruyants éclats de rire, une joie presque convulsive, pendant laquelle toutes ses inflexions, dirigées d'arrière en avant, ressemblaient beaucoup à une sorte d'élan qu'il aurait voulu prendre pour franchir la croisée et se précipiter dans le jardin. Quelquefois, au lieu de ces mouvements joyeux, c'était une espèce de rage frénétique ; il se tordait les bras, s'appliquait les poings fermés sur les yeux, faisait entendre des grincements de dents, et devenait dangereux pour ceux qui étaient auprès de lui.

Un matin qu'il tombait abondamment de la neige et qu'il était encore couché, il pousse un cri de joie en s'éveillant, quitte le lit, court à la fenêtre, puis à la porte, va, vient avec impatience de l'une à l'autre, s'échappe à moitié habillé, et gagne le jardin. Là, faisant éclater sa joie par les cris les plus perçants, il court, se roule dans la neige et la ramassant par poignées, s'en repaît avec une incroyable avidité.

Mais ce n'était pas toujours d'une manière aussi vive et aussi bruyante que se manifestaient ses sensations, à la vue de ces grands effets de la nature. Il est digne de remarquer, que dans certains cas, elles paraissaient emprunter l'expression calme du regret et de la mélancolie : conjecture bien hasardée, et bien opposée sans doute aux opinions des métaphysiciens, mais dont on ne pouvait se défendre quand on observait avec soin et dans quelques circonstances ce jeune infortuné. Ainsi, lorsque la rigueur du temps chassait tout le monde du jardin, c'était le moment qu'il choisissait pour y descendre. Il en faisait plusieurs fois le tour et finissait par s'asseoir sur le bord du bassin.

Je me suis souvent arrêté, pendant des heures entières, et avec un plaisir indicible, à l'examiner dans cette situation; à voir comme tous ces mouvements spasmodiques et ce balancement continuel de tout son corps diminuaient, s'apaisaient par degrés, pour faire place à une attitude plus tranquille; et comme insensiblement sa figure insignifiante ou grimacière, prenait un caractère bien prononcé de tristesse ou de rêverie mélancolique, à mesure que ses yeux s'attachaient fixement sur la surface de l'eau, et qu'il y jetait lui-même de temps en temps, quelques débris de feuilles desséchées. — Lorsque, pendant la nuit et par un beau clair de lune, les rayons de cet astre venaient à pénétrer dans sa chambre, il manquait rarement de s'éveiller et de se placer devant la fenêtre. Il restait là, selon le rapport de sa gouvernante, pendant une partie de la nuit, debout, immobile, le col tendu, les yeux fixés vers les campagnes éclairées par la lune, et livré à une sorte d'extase contemplative, dont le silence et l'immobilité n'étaient interrompus que par une inspiration très élevée, qui revenait à de longs intervalles et qu'accompagnait presque toujours un petit son plaintif. — Il eût été aussi inutile qu'inhumain de vouloir contrarier ces dernières habitudes, et il entrait même dans mes vues de les associer à sa nouvelle existence, pour la lui rendre plus agréable. Il n'en était pas ainsi de celles qui avaient le désavantage d'exercer continuellement son estomac et ses muscles, et de laisser par là sans action la sensibilité des nerfs et les facultés du cerveau. Aussi dus-je m'attacher, et parvins-je, à la fin, et par degrés, à rendre ses courses plus rares, ses repas moins copieux et moins fréquents, son séjour au lit beaucoup moins long, et ses journées plus profitables à son instruction.

§ II.

IIe Vue. — *Réveiller la sensibilité nerveuse par les stimulants les plus énergiques, et quelquefois par les vives affections de l'âme.*

Quelques physiologistes modernes ont soupçonné que la sensibilité était en raison directe de la civilisation. Je ne crois pas que l'on en puisse donner une plus forte preuve que celle du peu de sensibilité des organes sensoriaux chez le *sauvage de l'Aveyron*. On peut s'en convaincre en reportant les yeux sur la description que j'en ai déjà présentée, et dont j'ai puisé les faits à la source la moins suspecte. J'ajouterai ici, relativement au même sujet, quelques-unes de mes observations les plus marquantes.

Plusieurs fois, dans le cours de l'hiver, je l'ai vu, en traversant le jardin des Sourds-Muets, accroupi à demi nu sur un sol humide; rester ainsi exposé, pendant des heures entières, à un vent frais et pluvieux. Ce n'est pas seulement pour le froid, mais encore pour une vive chaleur que l'organe de la peau et du toucher ne témoignait aucune sensibilité; il lui arrivait journellement quand il était auprès du feu et que les charbons ardents venaient à rouler hors de l'âtre, de les saisir avec les doigts, et de les replacer sans trop de précipitation sur des tisons enflammés. On l'a surpris plus d'une fois à la cuisine, enlevant de la même manière des pommes de terre qui cuisaient dans l'eau bouillante; et je puis assurer qu'il avait même en ce temps-là, un épiderme fin et velouté(1).

Je suis parvenu souvent à lui remplir de tabac les cavités extérieures du nez sans provoquer l'éternûment. Cela suppose qu'il n'existait entre l'organe de l'odorat, très exercé d'ailleurs, et ceux de la respiration et de la vue,

(1) Je lui présentai, dit un observateur qui l'a vu à Saint-Sernin, une grande quantité de pommes de terre; il se réjouit en les voyant, en prit dans ses mains et les jeta au feu. Il les en retira un instant après, et les mangea toutes brûlantes.

aucun de ces rapports sympathiques qui font partie constituante de la sensibilité de nos sens, et qui dans ce cas-ci auraient déterminé l'éternûment ou la sécrétion des larmes. Ce dernier effet était encore moins subordonné aux affections tristes de l'âme; et malgré les contrariétés sans nombre; malgré les mauvais traitements auxquels l'avait exposé, dans les premiers mois, son nouveau genre de vie, jamais je ne l'avais surpris à verser des pleurs. —L'oreille était de tous les sens, celui qui paraissait le plus insensible. On a su cependant que le bruit d'une noix ou de tout autre corps comestible de son goût ne manquait jamais de le faire retourner. Cette observation est des plus vraies; et cependant ce même organe se montrait insensible aux bruits les plus forts et aux explosions des armes à feu. Je tirai près de lui un jour, deux coups de pistolet; le premier parut un peu l'émouvoir, le second ne lui fit pas seulement tourner la tête.

Ainsi, en faisant abstraction de quelques cas tels que celui-ci, où le défaut d'attention de la part de l'âme pouvait simuler un manque de sensibilité dans l'organe, on trouvait néanmoins que cette propriété nerveuse était singulièrement faible dans la plupart des sens. En conséquence, il entrait dans mon plan de la développer par tous les moyens possibles, et de préparer l'esprit à l'attention en disposant les sens à recevoir des impressions plus vives. Des divers moyens que je mis en usage, l'effet de la chaleur me parut remplir le mieux cette indication. C'est une chose admise par les physiologistes (1) et les politiques (2) que les habitants du midi ne doivent qu'à l'action de la chaleur sur la peau cette sensibilité exquise, si supérieure à celle des hommes du nord. J'employai ce stimulus de toutes les manières. Ce n'était pas assez qu'il fût vêtu, couché et logé bien chaudement; je lui fis donner tous les jours, et à une très haute température, un bain de deux ou trois heures, pendant lequel on lui administrait avec la même eau des douches fréquentes

(1) Lacose. — *Idée de l'homme, physique et moral.* — Laroche. — *Analyse des fonctions du système nerveux.* — Fouquet, article, — *Sensibilité* de l'Encyclopédie par ordre alphabétique.
(2) Montesquieu. — *Esprit des lois*, livre XIV.

sur la tête, Je ne remarquai point que la chaleur et la fréquence des bains fussent suivis de cet effet débilitant qu'on leur attribue.

J'aurais même désiré que cela arrivât, bien persuadé qu'en pareil cas, la perte des forces musculaires tourne au profit de la sensibilité nerveuse. Au moins si cet effet subséquent n'eut point lieu, le premier ne trompa pas mon attente. Au bout de quelque temps notre jeune sauvage se montrait sensible à l'action du froid, se servait de la main pour reconnaitre la température du bain, et refusait d'y entrer quand il n'était que médiocrement chaud. La même cause lui fit bientôt apprécier l'utilité des vêtements, qu'il n'avait supportés jusque-là qu'avec beaucoup d'impatience. Cette utilité une fois connue, il n'y avait qu'un pas à faire pour le forcer à s'habiller lui-même. On y parvint au bout de quelques jours, en le laissant chaque matin exposé au froid, à côté de ses habillements, jusqu'à ce qu'il sût lui-même s'en servir. Un expédient à peu près pareil suffit pour lui donner en même temps des habitudes de propreté ; au point que la certitude de passer la nuit dans un lit froid et humide l'accoutuma à se lever pour satisfaire à ses besoins. Je fis joindre à l'administration des bains, l'usage des frictions sèches le long de l'épine vertébrale et même des chatouillements dans la région lombaire. Ce dernier moyen n'était pas un des moins excitants ; je me vis même contraint de le proscrire, quand ses effets ne se bornèrent plus à produire des mouvements de joie, mais parurent s'étendre encore aux organes de la génération, et menacer d'une direction fâcheuse les premiers mouvements d'une puberté déjà trop précoce.

A ces stimulants divers, je dus joindre encore ceux, non moins excitants, des affections de l'âme. Celles dont il était susceptible à cette époque se réduisaient à deux : la joie et la colère. Je ne provoquais celle-ci qu'à des distances éloignées, pour que l'accès en fût plus violent, et toujours avec une apparence bien évidente de justice. Je remarquais quelquefois alors que dans l'effort de son emportement, son intelligence semblait acquérir une sorte d'extension qui lui fournissait, pour le tirer d'affaire, quelque expédient ingénieux. Une fois que nous voulions lui faire prendre un bain qui n'était encore que médiocrement chaud, et que nos instances réitérées avaient violemment allumé sa colère, voyant que sa gouvernante était peu convaincue par les fréquentes épreuves qu'il faisait lui-même, de la fraicheur de l'eau avec le bout de ses doigts, il se retourna vers elle avec vivacité, se saisit de sa main, et la lui plongea dans la baignoire.

Que je dise encore un trait de cette nature. Un jour qu'il était dans mon cabinet, assis sur une ottomane, je vins m'asseoir à ses côtés, et placer entre nous une bouteille de Leyde légèrement chargée. Une petite commotion qu'il en avait reçue la veille, lui en avait fait connaître l'effet. A voir l'inquiétude que lui causait l'approche de cet instrument, je crus qui allait l'éloigner en le saisissant par le crochet. Il prit un parti plus sage: ce fut de mettre ses mains dans l'ouverture de son gilet, et de se reculer de quelques pouces, de manière que sa cuisse ne touchât plus au revêtement extérieur de la bouteille. Je me rapprochai de nouveau, et la replaçai encore entre nous. Autre mouvement de sa part; autre disposition de la mienne. Ce petit manège continua jusqu'à ce que, rencoigné à l'extrémité de l'ottomane, se trouvant borné en arrière par la muraille, en avant par une table, et de mon côté par la fâcheuse machine, il ne lui fut plus possible d'exécuter un seul mouvement. C'est alors que saisissant le moment où j'avançais mon bras pour amener le sien, il m'abaissa très adroitement le poignet sur le crochet de la bouteille. J'en reçus la décharge.

Mais si quelquefois, malgré l'intérêt vif que m'inspirait ce jeune orphelin, je prenais sur moi d'exciter sa colère, je ne laissais passer aucune occasion de lui procurer de la joie: et certes il n'était besoin pour y réussir d'aucun moyen difficile ni coûteux. Un rayon de soleil, reçu sur un miroir réfléchi dans sa chambre et promené sur le plafond; un verre d'eau que l'on faisait tomber goutte à goutte et d'une certaine hauteur, sur le bout de ses doigts, pendant qu'il était dans le bain; alors aussi un peu de lait contenu dans une écuelle de bois que l'on plaçait à l'extrémité de sa baignoire, et que les oscillations de l'eau faisaient dériver peu à peu, au milieu des cris de joie, jusqu'à la portée de ses mains : voilà à peu près tout ce qu'il fallait pour récréer et réjouir, souvent jusqu'à l'ivresse cet enfant de la nature.

Tels furent, entre une foule d'autres, les stimulants, tant physiques que moraux, avec lesquels je tâchai de développer la sensibilité de ses organes. J'en obtins, après trois mois, un excitement général de toutes les forces sensitives. Alors le toucher se montra sensible à l'impression des corps chauds ou des corps froids, unis ou raboteux, mous ou résistants. Je portais, en ce temps-là, un pantalon de velours sur lequel il semblait prendre plaisir à promener sa main. C'était avec cet organe explorateur qu'il s'assurait presque toujours du degré de cuisson de ses pommes de terre, quand, les retirant du pot avec *une cuiller*, il y appliquait ses doigts à plusieurs reprises, et se décidait, d'après l'état de mollesse ou de résistance qu'elles présentaient, à les manger ou à les rejeter dans l'eau bouillante. Quand on lui donnait un flambeau à allumer avec du papier, il n'attendait pas toujours que le feu eût pris à la mèche, pour rejeter avec précipitation le papier dont la flamme était encore bien éloignée de ses doigts. Si on l'excitait à pousser ou à porter un corps, tant soit peu résistant ou pesant, il lui arrivait quelquefois de le laisser là, tout-à-coup, de regarder le bout de ses doigts, qui n'étaient assurément ni meurtris ni blessés, et de poser doucement la main dans l'ouverture de son gilet. L'odorat avait aussi gagné à ce changement. La moindre irritation portée sur cet organe provoquait un éternuement ; et je jugeai par la frayeur dont il fut saisi la première fois que cela arriva, que c'était pour lui une chose nouvelle. Il fut, de suite, se jeter sur son lit.

Le raffinement du sens du goût était encore plus marqué. Les aliments dont cet enfant se nourrissait peu de temps après son arrivée à Paris, étaient horriblement dégoûtants. Il les trainait dans tous les coins, et les pétrissait avec ses mains, pleines d'ordures.

Mais à l'époque dont je parle, il lui arrivait souvent de rejeter avec humeur tout le contenu de son assiette, dès qu'il y tombait quelque substance étrangère ; et lorsqu'il avait cassé ses noix sous ses pieds, il les nettoyait avec tous les détails d'une propreté minutieuse.

Enfin, les maladies, les maladies même, ces témoins irrécusables et fâcheux de la sensibilité prédominante de l'homme civilisé, vinrent attester ici le développement de ce principe de vie. Vers les premiers jours du printemps, notre jeune sauvage eut un violent coryza, et quelques semaines après, deux affections catarrhales presque succédanées.

Néanmoins ces résultats ne s'étendirent pas à tous les organes. Ceux de la vue et de l'ouïe n'y participèrent point ; sans doute parce que ces deux sens, beaucoup moins simples que les autres, avaient besoin d'une éducation particulière et plus longue, ainsi qu'on le verra par la suite.

L'amélioration simultanée des trois sens, par suite des stimulants portés sur la peau, tandis que ces deux derniers étaient restés stationnaires, est un fait précieux, digne d'être présenté à l'attention des physiologistes. Il semble prouver, ce qui paraît d'ailleurs assez vraisemblable, que les sens du toucher, de l'odorat et du goût ne sont qu'une modification de l'organe de la peau ; tandis que ceux de l'ouïe et de la vue, moins extérieurs, revêtus d'un appareil physique des plus compliqués, se trouvent assujettis à d'autres règles de perfectionnement, et doivent en quelque sorte, faire une classe séparée.

§ III.

IIIe Vue. -- *Etendre la sphère de ses idées en lui donnant des besoins nouveaux, et en multipliant ses rapports avec les êtres environnants.*

Si les progrès de cet enfant vers la civilisation, si mes succès pour les développements de son intelligence ont été jusqu'à présent si lents et si difficiles, je dois m'en prendre surtout aux obstacles sans nombre que j'ai rencontrés, pour remplir cette troisième vue. Je lui ai présenté successivement des jouets de toute espèce ; plus d'une fois, pendant des heures entières, je me suis efforcé de lui en faire connaitre l'usage ; et j'ai vu, avec peine, que loin de captiver son attention, ces divers objets finissaient toujours par lui donner de l'impatience tellement qu'il en vint au point de les cacher, ou de les détruire, quand l'occasion s'en présentait. C'est ainsi qu'après avoir longtemps renfermé dans une chaise percée un jeu de quilles, qui lui avait attiré de notre part quelques importunités, il prit, un jour qu'il était seul dans sa chambre, le parti de les entasser dans le foyer, devant lequel on le trouva se chauffant avec gaité à la flamme de ce feu de joie.

Cependant, je parvins quelquefois à l'attacher à quelques amusements qui avaient du rapport avec les besoins digestifs. En voici un par exemple, que je lui procurais souvent à la fin du repas, quand je le menais diner en ville. Je disposais devant lui, sans aucun ordre symétrique et dans une position renversée, plusieurs petits gobelets d'argents, sous l'un desquels je plaçais un marron. Bien sûr d'avoir attiré son attention, je les soulevais l'un après l'autre, excepté celui qui renfermait le marron. Après lui avoir ainsi démontré qu'ils ne contenaient rien, et les avoir replacés dans le même ordre, je l'invitais par signes à chercher à son tour. Le premier gobelet sur lequel tombaient ses perquisitions, était précisément celui sous lequel j'avais caché la petite récompense due à son attention. Jusque-là ce n'était qu'un faible effort de mémoire. Mais, insensiblement je rendais le jeu plus compliqué. Ainsi, après avoir par le même procédé, caché un autre marron, je changeais l'ordre de tous les gobelets, d'une manière lente pourtant afin que, dans cette inversion générale, il lui fut difficile de suivre des yeux et par l'attention celui qui renfermait le précieux dépôt. Je faisais plus, je chargeais le dessous de deux ou trois de ces gobelets et son attention quoique partagée entre ces trois objets, ne les suivait pas moins dans leurs changements respectifs en dirigeant vers eux ses premières perquisitions. Ce n'est pas tout encore ; car ce n'était pas là le seul but que je me proposais. Ce jugement n'était tout au plus qu'un calcul de gourmandise. Pour rendre son attention moins animale en quelque sorte, je supprimais de cet amusement tout ce qui avait du rapport avec ses goûts, et l'on ne mettait plus sous les gobelets que des objets non comestibles. Le résultat en était à peu près aussi satisfaisant; et cet exercice ne présentait plus alors qu'un simple jeu de gobelets, non sans avantage pour provoquer de l'attention, du jugement, et de la fixité dans ses regards.

A l'exception de ces sortes d'amusements qui, comme celui-là, se liaient à ses besoins, il ne m'a pas été possible de lui inspirer du goût pour ceux de son âge. Je suis presque certain que si je l'avais pu, j'en aurais retiré de grands succès; et c'est une idée, pour l'intelligence de laquelle il faut qu'on se souvienne de l'influence puissante qu'ont sur les premiers développements de la pensée, les jeux de l'enfance, autant que les petites voluptés de l'organe du goût.

J'ai tout fait aussi pour réveiller ces dernières dispositions au moyen des friandises les plus convoitées par les enfants, et dont j'espérais me servir, comme de nouveaux moyens de récompense, de punition, d'encouragement et d'instruction. Mais l'aversion qu'il témoigna pour toutes les substances sucrées et pour nos mets les plus délicats, fut insurmontable. Je crus devoir alors tenter l'usage de mets relevés, comme propres à exciter un sens nécessairement émoussé par des aliments grossiers. Je n'y réussis pas mieux; et je lui présentai en vain, dans les moments où il se trouvait pressé par la faim et la soif, des liqueurs fortes et des aliments épicés. Désespérant enfin de pouvoir lui inspirer de nouveaux goûts, je fis valoir le petit nombre de ceux auxquels il se trouvait borné, en les accompagnant de toutes les circonstances accessoires, qui pouvaient accroître le plaisir qu'il trouvait à s'y livrer. C'est dans cette intention que je l'ai souvent mené dîner en ville avec moi. Ces jours-là il y avait à table collection complète de tous ses mets les plus favoris. La première fois qu'il se trouva à pareille fête, ce furent des transports de joie qui allaient presque jusqu'à la frénésie. Sans doute il pensa qu'il ne souperait pas si bien, qu'il venait de dîner; car il ne tint pas à lui qu'il n'emportât le soir, en quittant la maison, un plat de lentilles qu'il avait dérobé à la cuisine. Je m'applaudis de cette première sortie. Je venais de lui procurer un plaisir; je n'avais qu'à le répéter plusieurs fois pour lui donner un besoin; c'est ce que j'effectuai. Je fis plus, j'eus soin de faire précéder ces sorties de certains préparatifs qu'il pût remarquer: c'était d'entrer chez lui vers les quatre heures, mon chapeau sur la tête, sa chemise ployée à la main. Bientôt ces dispositions devinrent pour lui le signal du départ. A peine paraissais-je que j'étais compris; on s'habiliait à la hâte, et l'on me suivait avec de grands témoignages de contentement. Je ne donne point ce fait comme preuve d'une intelligence supérieure; et il n'est personne qui ne m'objecte que le chien le plus ordinaire en fait au moins autant. Mais en admettant cette égalité morale, on est obligé d'avouer un grand changement; et ceux qui ont vu le *sauvage de l'Aveyron*, lors de son arrivée à Paris savent qu'il était fort inférieur, sous le rapport du discernement, au plus intelligent de nos animaux domestiques.

Il m'était impossible quand je l'emmenais avec moi, de le conduire dans les rues. Il m'aurait fallu aller au trot avec lui, ou user des violences les plus fatigantes pour le faire marcher au pas avec moi. Nous fûmes donc obligés de ne sortir qu'en voiture. Autre plaisir nouveau qu'il attachait de plus en plus à ses fréquentes sorties. En peu de temps ces jours-là ne furent plus seulement des jours de fête auxquels il se livrait avec la joie la plus vive; ce furent de vrais besoins, dont la privation, quand on mettait entre eux un intervalle un peu plus long, le rendait triste, inquiet et capricieux.

Quel surcroit de plaisir encore, quand ces parties avaient lieu à la campagne! Je l'ai conduit il n'y a pas longtemps, dans la vallée de Montmorency, à la maison de campagne du citoyen Lachabeaussière. C'était un spectacle des plus curieux, et j'oserai dire des plus touchants, de voir la joie qui se peignait dans ses yeux, à la vue des côteaux et des bois de cette riante vallée : il semblait que les portières de la voiture ne pussent suffire à l'avidité de ses regards. Il se penchait tantôt vers l'une, tantôt vers l'autre, et témoignait la plus vive inquiétude quand les chevaux allaient plus lentement ou venaient à s'arrêter. Il passa deux jours à cette maison de campagne ; telle y fut l'influence des agents extérieurs de ces bois, de ces collines, dont il ne pouvait rassasier sa vue, qu'il parut plus que jamais impatient et sauvage et qu'au milieu des prévenances les plus assidues et des soins les plus attachants, il ne paraissait occupé que du désir de prendre la fuite. Entièrement captivé par cette idée dominante, qui absorbait toutes les facultés de son esprit et le sentiment même de ses besoins, il trouvait à peine le temps de manger, et se levant de table à chaque minute, il courait à la fenêtre, pour s'évader dans le parc, si elle était ouverte ; ou, dans le cas contraire, pour contempler, du moins à travers les carreaux, tous ces objets vers lesquels l'entrainaient irrésistiblement des habitudes encore récentes, et peut-être même, le souvenir d'une vie indépendante, heureuse et regrettée. Aussi pris-je la résolution de ne plus le soumettre à de pareilles épreuves. Mais pour ne pas le sevrer entièrement de ses goûts champêtres, on continua de le mener promener dans quelques jardins du voisinage, dont les dispositions étroites et régulières n'ont rien de commun avec ces grands paysages dont se compose une nature agreste, et qui attachent si fortement l'homme sauvage aux lieux de son enfance. Ainsi Madame Guérin le conduit quelquefois au Luxembourg, et presque journellement au jardin de l'Observatoire, où les bontés du citoyen Lemeri l'ont habitué à aller tous les jours goûter avec du lait. Au moyen de ces nouvelles habitudes, de quelques récréations de son choix et de tous les bons traitements enfin dont on a environné sa nouvelle existence, il a fini par y prendre goût. De là est né cet attachement, assez vif qu'il a pris pour sa gouvernante, et qu'il lui témoigne quelquefois de la manière la plus touchante. Ce n'est jamais sans peine qu'il s'en sépare, ni sans des preuves de contentement qu'il la rejoint.

Une fois, qu'il lui avait échappé dans les rues, il versa,

en la revoyant, une grande abondance de larmes. Quelques heures après il avait encore la respiration haute, entrecoupée et le pouls dans une sorte d'état fébrile. Madame Guérin lui ayant alors adressé quelques reproches, il en traduisit si bien le ton, qu'il se remit à pleurer. L'amitié qu'il a pour moi est beaucoup plus faible et cela doit être ainsi. Les soins que prend de lui madame Guérin sont tous de nature à être appréciés sur-le-champ ; et ceux que je lui donne ne sont pour lui d'aucune utilité sensible. Cette différence est si véritablement due à la cause que j'indique, que j'ai mes heures pour être bien reçu : ce sont celles que jamais je n'ai employées à son instruction. Que je me rende chez lui, par exemple, à l'entrée de la nuit, lorsqu'il vient de se coucher, son premier mouvement est de se mettre sur son séant pour que je l'embrasse, puis de m'attirer à lui en me saisissant le bras et me faisant asseoir sur son lit. Ordinairement alors il me prend la main, la porte sur ses yeux, sur son front, sur l'occiput, et me la tient avec la sienne assez longtemps appliquée sur ces parties. D'autres fois il se lève en riant aux éclats, et se place vis-à-vis de moi pour me caresser les genoux à sa manière, qui consiste à me les palper, à me les masser fortement dans tous les sens et pendant plusieurs minutes, et puis dans quelques cas d'y appliquer ses lèvres à deux ou trois reprises. On en dira ce qu'on voudra, mais j'avouerai que je me prête sans façon à tous ces enfantillages.

Peut-être serai-je entendu, si l'on se souvient de l'influence majeure qu'ont sur l'esprit de l'enfant ces complaisances inépuisables, ces petits riens officieux que la nature a mis dans le cœur d'une mère, qui font éclore les premiers sourires, et naître les premières joies de la vie.

§ IV.

IVᵉ Vue. — *Le conduire à l'usage de la parole, en déterminant l'exercice de l'imitation par la loi impérieuse de la nécessité.*

Si j'avais voulu ne produire que des résultats heureux, j'aurais supprimé de cet ouvrage cette quatrième vue, les moyens que j'ai mis en usage pour la remplir, et le peu de succès que j'en ai obtenu. Mais mon but est bien moins de donner l'histoire de mes soins que celle des premiers développements moraux du *Sauvage de l'Aveyron*, et je ne dois rien omettre de ce qui peut y avoir le moindre rapport. Je serai même obligé de présenter ici quelques idées théoriques, et j'espère qu'on me les pardonnera en voyant l'attention que j'ai eue de ne les appuyer que sur des faits, et reconnaissant la nécessité où je me trouve de répondre à ces éternelles objections : *Le sauvage parle-t-il ? S'il n'est pas sourd pourquoi ne parle-t-il pas ?*

On conçoit aisément qu'au milieu des forêts et loin de la société de tout être pensant, le sens de l'ouïe de notre sauvage n'éprouvait d'autres impressions que celles que faisaient sur lui un petit nombre de bruits, et particulièrement ceux qui se liaient à ses besoins physiques. Ce n'était point là cet organe qui apprécie les sons, leur articulation et leurs combinaisons ; ce n'était qu'un simple moyen de conversation individuelle, qui avertissait de l'approche d'un animal dangereux, ou de la chûte de quelque fruit sauvage. Voilà sans doute à quelles fonctions se bornait l'ouïe, si l'on en juge par le peu ou la nullité d'action qu'avaient sur cet organe, il y a un an, tous les sons et les bruits qui n'intéressaient pas les besoins de l'individu ; et par la sensibilité exquise que ce sens témoignait au contraire pour ceux qui y avaient quelque rapport. Quand on épluchait, à son insu et le plus doucement possible, un marron, une noix ; quand on touchait seulement à la clef de la porte qui le tenait captif, il ne manquait jamais de se retourner brusquement et d'accourir vers l'endroit d'où partait le bruit. Si l'organe de l'ouie ne témoignait pas la même susceptibilité pour les sons de la voix, pour l'explosion même des armes à feu, c'est qu'il était nécessairement peu sensible et peu attentif à tout autre impression qu'à celle dont il s'était fait une longue et exclusive habitude (1). On conçoit donc pourquoi l'oreille, très apte à percevoir certains bruits, même les plus légers, le doit être très peu à apprécier l'articulation des sons. D'ailleurs il ne suffit pas pour parler de percevoir le son de la voix ; il faut encore apprécier l'articulation de ce son ; deux opérations bien distinctes, et qui exigent, de la part de l'organe, des conditions différentes. Il suffit, pour la première, d'un certain degré de sensibilité du nerf acoustique ; il faut, pour la seconde, une modification spéciale de cette même sensibilité. On peut donc, avec des oreilles bien organisées et bien vivantes, ne pas saisir l'articulation des mots. On trouve parmi les Crétins beaucoup de muets et qui pourtant ne sont pas sourds. Il y a parmi les élèves du citoyen Sicard, deux ou trois enfants qui entendent parfaitement le son de l'horloge, un claquement de mains, les tons les plus bas de la flûte et du violon, et qui cependant n'ont jamais pu imiter la prononciation d'un mot, quoique ar-

---

(1) J'observerai, pour donner plus de force à cette assertion, qu'à mesure que l'homme s'éloigne de son enfance, l'exercice de ses sens devient de jour en jour moins universel. Dans le premier âge de sa vie, il veut tout voir, tout toucher, il porte à la bouche tous les corps qu'on lui présente : le moindre bruit le fait tressaillir ; ses sens s'arrêtent sur tous les objets, même sur ceux qui n'ont aucun rapport connu avec ses besoins. A mesure qu'il s'éloigne de cette époque, qui est en quelque sorte celle de l'apprentissage des sens, les objets ne le frappent qu'autant qu'ils se rapportent à ses appétits, à ses habitudes ou à ses inclinations. Alors même il arrive souvent qu'il n'y a qu'un ou deux de ses sens qui réveillent son attention. C'est un musicien prononcé, qui, attentif à tout ce qu'il entend, est indifférent à tout ce qu'il voit. Ce sera, si l'on veut, un minéralogiste et un botaniste exclusifs, qui, dans un champ fertile en objets de leurs recherches, ne voient le premier que des minéraux, et le second que des productions végétales. Ce sera un mathématicien sans oreille, qui dira au sortir d'une pièce de Racine : qu'est-ce-que tout cela prouve ? Si donc, après les premiers temps de l'enfance, l'attention ne se porte naturellement que sur les objets qui ont avec nos goûts des rapports connus ou pressentis, on conçoit pourquoi notre jeune sauvage, n'ayant qu'un petit nombre de besoins, ne devait exercer ses sens que sur un petit nombre d'objets. Voilà si je ne me trompe, la cause de cette inattention absolue qui frappait tout le monde lors de son arrivée à Paris, et qui dans le moment actuel a disparu presque complètement, parce qu'on lui a fait sentir la liaison qu'ont avec lui tous les nouveaux objets qui l'environnent.

ticulé très haut et très lentement. Ainsi l'on pourrait dire que la parole est une espèce de musiqne, à laquelle certaines oreilles, quoique bien constituées d'ailleurs, peuvent être insensibles. En sera-t-il de même de l'enfant dont il est ici question? Je ne le pense pas, quoique mes espérances reposent sur un petit nombre de faits, il est vrai que mes tentatives à cet égard n'ont pas été plus nombreuses, et que longtemps embarrassé sur le parti que j'avais à prendre, je m'en suis tenu au rôle d'obsevateur. Voici donc ce que j'ai remarqué. Dans les quatre ou cinq premiers mois de son séjour à Paris, le *Sauvage de l'Aveyron* ne s'est montré sensible qu'aux différents bruits qui avaient avec lui les rapports que j'ai indiqués. Dans le courant de frimaire il a paru entendre la voix humaine, et lorsque dans le corridor qui avoisine sa chambre, deux personnes s'entretenaient à haute voix, il lui arrivait de s'approcher de la porte pour s'assurer si elle était bien fermée, et de rejeter sur elle une porte battante intérieure, avec l'attention de mettre le doigt sur le loquet pour en assurer encore mieux la fermeture. Je remarquai quelque temps après, qu'il distinguait la voix des sourds-muets, ou plûtôt ce cri guttural qui leur échappe continuellement dans leurs jeux. Il semblait même reconnaitre l'endroit d'où partait le son. Car, s'il l'entendait en descendant l'escalier, il ne manquait jamais de remonter ou de descendre plus précipitamment, selon que ce cri partait d'en bas ou d'en haut. Je fis, au commencement de nivôse, une observation plus intéressante. Un jour qu'il était dans la cuisine occupé à faire cuire des pommes de terre, deux personnes se disputaient vivement derrière lui, sans qu'il parût y faire la moindre attention. Une troisième survint, qui, se mêlant à la discussion, commençait toutes ses répliques par ces mots : *oh ! c'est différent*. Je remarquais que toutes les fois que cette personne laissait échapper son exclamation favorite : *oh !*, le *sauvage de l'Aveyron* retournait vivement la tête. Je fis, le soir, à l'heure de son coucher, quelques expériences sur cette intonation, et j'en obtins à peu près les mêmes résultats. Je passai en revue toutes les autres intonations simples, connues sous le nom de voyelles, et sans aucun succès. Cette préférence pour l'o m'engagea à lui donner un nom qui se terminât par cette voyelle. Je fis choix de celui de *Victor*. Ce nom lui est resté, et quand on le prononce à haute voix, il manque rarement de tourner la tête ou d'accourir.

C'est peut-être encore pour la même raison, que par la suite il a compris la signification de la négation *non*, dont je me sers souvent pour le faire revenir de ses erreurs, quand il se trompe dans ses petits exercices.

Au milieu de ces développements lents, mais sensibles, de l'organe de l'ouïe, la voix restait toujours muette, et refusait de rendre les sons articulés que l'oreille paraissait apprécier ; cependant les organes vocaux ne présentaient dans leur conformation extérieure aucune trace d'imperfection, et il n'y avait pas lieu d'en soupçonner dans leur organisation intérieure. Il est vrai que l'on voit à la partie supérieure et antérieure du col une cicatrice assez étendue, qui pourrait jeter quelque doute sur l'intégrité des parties subjacentes, si l'on n'était rassuré par l'aspect de la cicatrice. Elle annonce à la vérité une plaie faite par un instrument tranchant ; mais à voir son apparence linéaire, on est porté à croire que la plaie n'était que tégumenteuse, et qu'elle se sera réunie d'emblée, ou comme l'on dit, par première indication. Il est à présumer qu'une main, plus disposée que façonnée au crime, aura voulu attenter aux jours de cet enfant, et que, laissé pour mort dans les bois, il aura dû aux seuls secours de la nature la prompte guérison de sa plaie ; ce qui n'aurait pu s'effectuer aussi heureusement, si les parties musculeuses et cartilagineuses de l'organe de la voix avaient été divisées. Ces considérations me conduisirent à penser, lorsque l'oreille commença à percevoir quelques sons, que si la voix ne les répétait pas, il ne fallait point en accuser une lésion organique, mais la défaveur des circonstances. Le défaut total d'exercice rend nos organes inaptes à leurs fonctions ; et si ceux déjà faits à leurs usages sont si puissamment affectés par cette inaction, que sera-ce de ceux qui croissent et se développent sans qu'aucun agent tende à les mettre en jeu? Il faut dix-huit mois au moins d'une éducation soignée, pour que l'enfant bégaie quelques mots; et l'on voudrait qu'un dur habitant des forêts, qui n'est dans la société que depuis quatorze ou quinze mois, dont il a passé cinq ou six parmi des sourds-muets fût déjà en état de parler! Non-seulement cela ne doit pas être; mais il faudra, pour parvenir à ce point important de son éducation, beaucoup plus de temps, beaucoup plus de peines qu'il n'en faut au moins précoce des enfants. Celui-ci ne sait rien, mais il possède à un degré éminent la susceptibilité de tout apprendre : penchant inné à l'imitation; flexibilité et sensibilité excessives de tous les organes; mobilité perpétuelle de la langue; consistance presque gélatineuse du larynx : tout, en un mot, tout concourt à produire chez lui ce gazouillement continuel, apprentissage involontaire de la voix que favorisent encore la toux, l'éternuement, les cris de cet âge, et même les pleurs, les pleurs qu'il faut considérer non-seulement comme les indices d'une vive excitabilité, mais encore comme un mobile puissant, appliqué sans relâche et dans les temps les plus opportuns aux développements simultanés des organes de la respiration, de la voix et de la parole. Que l'on m'accorde ces grands avantages, et je réponds de leur résultat. Si l'on reconnait, avec moi que l'on ne doit plus y compter dans l'adolescence du jeune Victor, que l'on convienne aussi des ressources fécondes de la Nature, qui sait se créer de nouveaux moyens d'éducation quand des causes accidentelles viennent à la priver de ceux qu'elle avait primitivement disposés. Voici du moins quelques faits qui peuvent la faire espérer.

J'ai dit dans l'énoncé de cette 4me vue, que je me proposais de le conduire à l'usage de la parole, *en déterminant l'exercice de l'imitation par la loi impérieuse de la nécessité.* Convaincu, en effet, par les considérations émises dans ces deux derniers paragraphes, et par une autre non moins concluante que j'exposerai bientôt, qu'il ne fallait s'attendre qu'à un travail tardif de la part du larynx, je devais faire en sorte de l'activer par l'appât des objets nécessaires à ses besoins. J'avais lieu de croire que la voyelle *O* ayant été la première entendue, serait la première prononcée, et je trouvai fort heureux pour mon plan que cette simple prononciation fut, au moins, quant au son, le signe d'un des besoins les plus ordinaires de cet enfant. Cependant, je ne pus tirer aucun parti de cette favorable coïncidence. En vain, dans les moments où sa soif était ardente, je tenais devant lui un vase rempli d'eau, en criant fréquemment *eau, eau*; en donnant le vase à une personne qui prononçait le même mot à côté de lui, et le réclamant moi-même par ce moyen, le malheureux se tourmentait dans tous les sens, agitait ses bras autour du vase d'une manière presque convulsive, rendait une espèce de sifflement et n'articulait aucun son. Il y aurait eu de l'inhumanité d'insister davantage. Je changeai de sujet, sans cependant changer de méthode. Ce fut sur le mot *lait* que portèrent mes tentatives.

Le quatrième jour de ce second essai je réussis au gré de mes désirs, et j'entendis *Victor* prononcer distinctement, d'une manière un peu rude à la vérité, le mot *lait* qu'il répéta presque aussitôt. C'était la première fois qu''il sortait de sa bouche un son articulé, et je ne l'entendis pas sans la plus vive satisfaction.

Je fis néanmoins une réflexion qui diminua de beaucoup, à mes yeux, l'avantage de ce premier succès. Ce ne fut, qu'au moment où, désespérant de réussir, je venais de verser le lait dans la tasse qu'il me présentait, que le mot *lait* lui échappa avec de grandes démonstrations de plaisir; et ce ne fut encore qu'après que je lui en eus versé de nouveau en manière de récompense, qu'il le prononça pour la seconde fois. On voit pourquoi ce mode de résultat était loin de remplir mes intentions; le mot prononcé, au lieu d'être le signe du besoin, n'était relativement au temps, où il avait été articulé, qu'une vaine exclamation de joie. Si ce mot fut sorti de sa bouche avant la concession de la chose désirée, c'en était fait; le véritable usage de la parole était saisi par *Victor*; un point de communication s'établissait entre lui et moi, et les progrès les plus rapides découlaient de ce premier succès. Au lieu de tout cela, je ne venais d'obtenir qu'uue expression, insignifiante pour lui et inutile pour nous, du plaisir qu'il ressentait. A la rigueur, c'était bien un signe vocal, le signe de la possession de la chose. Mais celui-là, je le répète, n'établissait aucun rapport entre nous ; il devait être bientôt négligé, par cela même qu'il était inutile aux besoins de l'individu, et soumis à une foule d'anomalies comme le sentiment éphémère et variable dont il était devenu l'indice. Les résultats subséquents de cette fausse direction ont été tels que je les redoutais.

Ce n'était le plus souvent que dans la jouissance de la chose que le mot *lait* se faisait entendre. Quelquefois il lui arrivait de le prononcer avant, et d'autres fois peu de temps après, mais toujours sans intention. Je n'attache pas plus d'importance à la répétition spontanée qu'il en faisait, et qu'il en fait encore, dans le courant de la nuit quand il vient à s'éveiller. Après ce premier résultat, j'ai totalement renoncé à la méthode par laquelle je l'avais obtenu ; attendant le moment où les localités me permettront de lui en substituer une autre que je crois beaucoup plus efficace, j'abandonnai l'organe de la voix à l'influence de l'imitation qui, bien que faible, n'est pourtant pas éteinte, s'il faut en juger par quelques petits progrès ultérieurs et spontanés.

Le mot *lait* a été pour *Victor* la racine de deux autres monosyllabes *la* et *li*, auxquels certainement il attache encore moins de sens. Il a depuis peu modifié le dernier en y ajoutant une seconde *l*, et les prononçant toutes les deux comme le *gli* de la langue italienne. On l'entend fréquemment répéter *lli, lli*, avec une inflexion de voix qui n'est pas sans douceur. Il est étonnant que *l* mouillée, qui est pour les enfants une des syllabes des plus difficiles à prononcer, soit une des premières qu'il ait articulées. Je ne serais pas éloigné de croire qu'il y a dans ce pénible travail de la langue une sorte d'intention en faveur du nom de *Julie*, jeune demoiselle de onze à douze ans, qui vient passer les dimanches chez Mme Guérin, sa mère. Il est certain que ce jour-là les exclamations *lli, lli,* deviennent plus fréquentes, et se font même, au rapport de sa gouvernante, entendre pendant la nuit, dans les moments où l'on a lieu de croire qu'il dort profondément. On ne peut déterminer au juste la cause et la valeur de ce dernier fait. Il faut attendre que la puberté plus avancée nous ait fourni, pour le classer et pour en rendre compte, un plus grand nombre d'observations. La dernière acquisition de l'organe de la voix est un peu plus considérable, et composée de deux syllabes qui en valent bien trois par la manière dont il prononce la dernière.

C'est l'exclamation *oh Dieu!* qu'il a prise de madame Guérin, et qu'il laisse fréquemment échapper dans ses grandes joies. Il la prononce en supprimant l'*u* de Dieu, et en appuyant l'*i* comme s'il était double; de manière qu'on l'entend crier distinctement: *oh Diie! oh Diie!* L'*o* que l'on trouve dans cette dernière combinaison de son, n'était pas nouveau pour lui, et j'étais parvenu quelque temps auparavant à le lui faire prononcer.

Voilà, quant à l'organe de la voix, le point où nous en sommes, On voit que toutes les voyelles, à l'exception de l'*u*, entrent déjà dans le petit nombre de sons qu'il articule, et que l'on trouve que les trois consonnes *l*, *d* et *l* mouillée. Ces progrès sont assurément bien faibles, si on compare à ceux qu'exige le développement complet de la voix humaine; mais ils m'ont paru suffisants pour garantir la possibilité de ce développement. J'ai dit plus haut les causes qui doivent nécessairement le rendre long et difficile. Il en est encore une qui n'y contribuera pas moins, et que je ne dois point passer sous silence. C'est la facilité qu'a notre jeune sauvage d'exprimer autrement que par la parole le petit nombre de ses besoins (1). Chacune de ses volontés se manifeste par les signes les plus expressifs, qui ont en quelque sorte, comme les nôtres, leurs gradations et leur synonymie. L'heure de la promenade est-elle arrivée, il se présente à diverses reprises devant la croisée et devant la porte de sa chambre. S'il s'aperçoit alors

(1) Mes observations confirment encore sur ce point important l'opinion de Condillac, qui dit, en parlant de l'origine du langage des sens : « Le langage d'action, alors si naturel, était un grand obstacle à surmonter; pouvait-on l'abandonner pour un autre dont on ne prévoyait pas les avantages, et dont la difficulté se faisait si sentir ? »

que sa gouvernante n'est point prête, il dispose devant elle tous les objets nécessaires à sa toilette, et dans son impatience il va même jusqu'à l'aider à s'habiller. Celà fait, il descend le premier, et tire lui-même le cordon de la porte. Arrivé à l'observatoire son premier soin est de demander du lait; ce qu'il fait; en présentant une écuelle de bois, qu'il n'oublie jamais, en sortant, de mettre dans sa poche, et dont il se munit pour la première fois, le lendemain d'un jour qu'il avait cassé, dans la même maison et pour le même usage, une tasse de porcelaine.

Là encore, pour rendre complets les plaisirs de ses soirées on a depuis quelque temps la bonté de le voiturer dans une brouette. Depuis lors, dès que l'envie lui en prend si la personne ne se présente pour la satisfaire, il rentre dans la maison, prend quelqu'un par le bras, le conduit dans le jardin, et lui met entre les mains les branches de la brouette, dans laquelle il se place aussitôt: si on résiste à cette première invitation, il quitte le siège revient aux branches de la brouette, la fait rouler quelques tours et vient s'y placer de nouveau; imaginant sans doute que si ses désirs ne sont pas remplis, ce n'est pas faute de les avoir clairement manifestés. S'agit-il de diner? ses intentions sont encore moins douteuses. Il met lui-même le couvert et présente à Madame Guérin les plats qu'elle doit descendre à la cuisine pour y prendre leurs aliments. Si c'est en ville qu'il dine avec moi, toutes ses demandes s'adressent à la personne qui fait les honneurs de la table; c'est toujours à elle qu'il se présente pour être servi. Si l'on fait semblant de ne pas l'entendre; il place son assiette à côté du met qu'il dévore des yeux. Si cela ne produit rien, il prend une fouchette et en frappe deux ou trois coups sur le rebord du plat. Insiste-t-on encore? alors il ne garde plus de mesure; il plonge une cuiller, ou même sa main dans le plat, et en un clin-d'œil il le vide en entier dans son assiette. Il n'est guère moins expressif dans la manière de témoigner les affections de son âme et surtout l'impatience et l'ennui. Nombre de curieux savent comment, avec plus de franchise naturelle que de politesse, il les congédie, lorsque, fatigué de la longueur de leurs visites, il présente à chacun d'eux, et sans méprise leur canne, leurs gants et leur chapeau, les pousse doucement vers la porte, qu'il referme impétueusement sur eux (1).

Pour compléter l'histoire de ce langage à pantomimes, il faut que je dise encore que *Victor* l'entend avec autant de facilité qu'il le parle.

Il suffit à Mme Guérin pour l'envoyer quérir de l'eau, de lui montrer la cruche et de lui faire voir qu'elle est vide en donnant au vase une position renversée.

Un procédé analogue me suffit pour l'engager à me servir à boire quand nous dinons ensemble, etc... Mais ce qu'il y a de plus étonnant dans la manière avec laquelle il se prête à ces moyens de communication, c'est qu'il n'est besoin d'aucune leçon préliminaire, ni d'aucune convention réciproque pour se faire entendre. Je m'en convainquis un jour par une expérience des plus concluantes. Je choisis entre une foule d'autres, un objet pour lequel je m'assurai d'avance qu'il n'existait entre lui et sa gouvernante aucun signe indicateur.

Tel était, par exemple, le peigne dont on se servait pour lui, et que je voulus me faire apporter. J'aurais été bien trompé si en me hérissant les cheveux dans tous les sens, et lui présentant ainsi ma tête en désordre, je n'avais été compris. Je le fus en effet, et j'eus aussitôt entre les mains ce que je demandais. Beaucoup de personnes ne voient dans tous ces procédés que la façon de faire d'un animal : pour moi, je l'avouerai, je crois y reconnaître dans toute sa simplicité le langage d'action, ce langage primitif de l'espèce humaine, originellement employé dans l'enfance des premières sociétés, autant que le travail de plusieurs siècles eût coordonné le système de la parole et fourni à l'homme civilisé un fécond et sublime moyen

---

(1) Il est digne de remarque que ce langage d'action lui est entièrement naturel et que dès les premiers jours de son entrée dans la société, il l'employait de la manière la plus expressive. « Quand il eut soif, dit le citoyen Constant-S.-Estève, qui l'a vu dans les commencements de cette époque intéressante, « il porta ses regards à droite et à gauche ; ayant aperçu une cruche, il mit ma main dans la sienne et me conduisit vers la cruche, qu'il frappa de la main gauche pour me demander à boire. On apporta du vin qu'il dédaigna en témoignant de l'impatience sur le retard, que je mettais à lui donner de l'eau. »

de perfectionnement, qui fait éclore sa pensée même dans son berceau, et dont il se sert toute la vie sans apprécier ce qu'il est par lui, et ce qu'il serait sans lui s'il s'en trouvait accidentellement privé, comme dans le cas qui nous occupe. Sans doute un jour viendra où des besoins plus multipliés feront sentir au jeune *Victor* la nécessité d'user de nouveaux signes. L'emploi défectueux qu'il a fait de ses premiers sons pourra bien retarder cette époque, mais non pas l'empêcher. Il n'en sera peut-être ni plus ni moins que ce qui arrive à l'enfant qui d'abord balbutie le mot *papa*, sans y attacher aucune idée, s'en va le disant dans tous les lieux et en toute autre occasion, le donne ensuite à tous les hommes qu'il voit, et ne parvient qu'après une foule de raisonnements et même d'abstractions, à en faire une seule et juste application.

§ V.

Vᵉ Vue. — *Exercer pendant quelque temps, sur les objets de ses besoins physiques, les plus simples opérations de l'esprit, et en déterminer ensuite l'application sur des objets d'instruction.*

Considéré dans sa plus tendre enfance et sous le rapport de son entendement, l'homme ne parait pas s'élever encore au-dessus des autres animaux. Toutes ses facultés intellectuelles sont rigoureusement circonscrites dans le cercle étroit de ses besoins physiques. C'est pour eux seuls que s'exercent les opérations de son esprit. Il faut alors que l'éducation s'en empare et les applique à son instruction, c'est-à-dire à un nouvel ordre de choses qui n'ont aucun rapport avec ses premiers besoins. De cette application découlent toutes ces connaissances, tous les progrès de son esprit, et les conceptions du génie le plus sublime. Quel que soit le degré de probabilité de cette idée, je ne la reproduis ici que comme le point de départ de la marche que j'ai suivie pour remplir cette dernière vue.

Je n'entrerai pas dans les détails des moyens mis en

usage pour exercer les facultés intellectuelles du *Sauvage de l'Aveyron* sur les objets de ses appétits. Ces moyens n'étaient autre chose que des obstacles toujours croissants, toujours nouveaux, mis entre lui et ses besoins, et qu'il ne pouvait surmonter sans exercer continuellement son attention, sa mémoire, son jugement et toute les fonctions de ses sens (1). Ainsi se développèrent toutes les facultés qui devaient servir à son instruction, et il ne fallait plus que trouver les moyens les plus faciles de les faire valoir. Je devais peu compter encore sur les ressources du sens de l'ouie; et sous ce rapport, le *Sauvage de l'Aveyron* n'était qu'un sourd-muet. Cette considération m'engagea à tenter la méthode d'enseignement du citoyen Sicard. Je commençai donc par les premiers procédés usités dans cette célèbre école, et dessinai sur une planche noire la figure linéaire de quelques objets dont un simple dessin pouvait le mieux représenter la forme; tels qu'une clef, des ciseaux et un marteau. J'appliquai à diverses reprises, et dans les moments où je voyais que j'étais observé, chacun de ces objets sur sa figure respective; et quand je fus assuré par là de lui en avoir fait sentir les rapports, je

---

(1) Il n'est pas inutile de faire remarquer que je n'ai éprouvé aucune difficulté pour remplir ce premier but. Toutes les fois qu'il s'agit de ses besoins, son attention, sa mémoire et son intelligence semblent l'élever au-dessus de lui-même; c'est une remarque qu'on a pu faire de tous les temps, et qui, si on l'eut sérieusement approfondie, eut conduit à prévoir un avenir heureux. Je ne crains pas de dire que je regarde comme une grande preuve d'intelligence d'avoir pu apprendre au bout de six semaines de séjour dans la société, à préparer ses aliments avec tous les soins et les détails que nous a transmis le citoyen Bonaterre. « Son occupation pendant son séjour à Rodez, dit ce naturaliste, consistait à écosser des haricots, et il remplissait cette tâche avec le degré de discernement dont serait susceptible l'homme le plus exercé. Comme il savait par expérience que ces sortes de légumes étaient destinés pour sa subsistance aussitôt qu'on lui apportait une botte de tiges desséchées, il allait chercher une marmite et établissait la scène de cette opération au milieu de l'appartement. Là, il distribuait ses matériaux le plus commodément possible. Le pot était placé à droite et les haricots à gauche; il ouvrait successivement les gousses l'une après l'autre, avec une souplesse de doigts inimitable; il mettait dans le pot les bonnes graines et rejetait celles qui étaient moisies ou tachées; si par hasard quelque graine lui échappait, il la suivait de l'œil, la ramassait et la mettait avec les autres. A mesure qu'il vidait les gousses, il les empilait à côté de lui avec symétrie, et lorsque son travail était fini, il enlevait le pot, y versait de l'eau et le portait auprès du feu, dont il entretenait l'activité avec les gousses qu'il avait entassées séparément. Si le feu était éteint, il prenait la pelle qu'il déposait entre les mains de son surveillant, lui faisait signe d'en aller chercher dans le voisinage, etc. »

voulus me les faire apporter successivement, en désignant du doigt la figure de celui que je demandais. Je n'en obtins rien, j'y revins plusieurs fois et toujours avec aussi peu de succès : ou il refusait avec entêtement d'apporter celle des trois choses que j'indiquais, ou bien il apportait avec celle-là les deux autres, et me les présentait toutes à la fois. Je me persuadai que cela tenait à un calcul de paresse, qui ne lui permettait pas de faire en détail ce qu'il trouvait tout simple d'exécuter en une seule fois. Je m'avisai alors d'un moyen qui le força à détailler son attention sur chacun de ces objets. J'avais observé, même depuis quelques mois, qu'il avait un goût des plus prononcés pour l'arrangement : c'était au point qu'il se levait quelquefois de son lit pour remettre dans sa place accoutumée un meuble ou un ustensile quelconque qui se trouvait accidentellement dérangé. Il poussait ce goût plus loin encore pour les choses suspendues à la muraille : chacune avait un clou et son crochet particulier ; et quand il s'était fait quelque transposition entre ses objets, il n'était pas tranquille qu'il ne l'eut réparée lui-même. Il n'y avait donc qu'à soumettre aux mêmes arrangements les choses sur lesquelles je voulais exercer son attention. Je suspendis, au moyen d'un clou, chacun des objets au bas de leur dessin et les y laissai quelque temps. Quand ensuite je vins à les enlever et à les donner à *Victor*, ils furent aussitôt replacés dans leur ordre convenable. Je recommençai plusieurs fois et toujours avec les mêmes résultats. J'étais loin cependant de les attribuer à son discernement ; et cette classification ne pouvait bien être qu'un acte de mémoire. Je changeai, pour m'assurer, la position respective des dessins, et je le vis alors, sans aucun égard pour cette transposition, suivre pour l'arrangement des objets, le même ordre qu'auparavant. A la vérité, rien n'était si facile que de lui apprendre la nouvelle classification nécessitée par ce nouveau changement ; mais rien de plus difficile que de la lui faire raisonner. Sa mémoire seule faisait les frais de chaque arrangement. Je m'attachai alors à neutraliser en quelque sorte les secours qu'il en retirait. J'y parvins en la fatiguant sans relâche par l'augmentation du nombre de dessins, et par la fréquence de leurs inversions. Alors cette mémoire devint un guide insuffisant pour l'arrangement méthodique de tous ces corps nombreux; alors l'esprit dut avoir recours à la comparaison du dessin avec la chose. Quel pas difficile je venais de franchir! Je n'en doutai point, quand je vis notre jeune *Victor* attacher ses regards, et successivement, sur chacun des objets, en choisir un, et chercher ensuite la figure à laquelle il voulait le rapporter, et j'en eus, bientôt la preuve matérielle, par l'expérience de l'inversion des figures, qui fut suivie, de sa part, de l'inversion méthodique des objets.

Ce résultat m'inspira les plus brillantes espérances ; je croyais n'avoir plus de difficultés à vaincre, quand il s'en présenta une des plus insurmontables, qui m'arrêta opiniâtrément et me força de renoncer à ma méthode. On sait que dans l'instruction du sourd-muet, en fait ordinairement succéder à ce premier procédé comparatif un second beaucoup plus difficile. Après avoir fait sentir, par des comparaisons répétées, le rapport de la chose avec son dessin, on place autour de celui-ci toutes les lettres qui forment le mot de l'objet représenté par la figure. Cela fait, on efface celle-ci, il ne reste plus que les signes alphabétiques. Le sourd-muet ne voit, dans ce second procédé, qu'un changement de dessin, qui continue d'être pour lui le signe de l'objet. Il n'en fut pas de même de *Victor*, qui malgré les répétitions les plus fréquentes, malgré l'exposition prolongée de la chose au-dessous de son mot ne put jamais s'y reconnaitre. Je n'eus pas de peine à me rendre compte de cette difficulté et il me fut aisé de comprendre pourquoi elle était insurmontable. De la figure d'un objet à sa représentation alphabétique, la distance est immense et d'autant plus grande pour l'élève, qu'elle se présente là, aux premiers pas de l'instruction. Si les sourds-muets n'y sont pas arrêtés c'est qu'ils sont, de tous les enfants, les plus attentifs et les plus observateurs. Accoutumés dès leur plus tendre enfance, à entendre et à parler par les yeux, ils sont, plus que personne, exercés à apprécier tous les rapports des objets visibles.

Il fallait donc chercher une méthode plus analogue aux

facultés encore engourdies de notre sauvage, une méthode dans laquelle chaque difficulté vaincue l'élevât, au niveau de la difficulté à vaincre. Ce fut dans cet esprit que je traçai mon nouveau plan. Je ne m'arrêtai pas à en faire l'analyse ; on en jugera par l'exécution.

Je collai sur une planche de deux pieds carrés trois morceaux de papier, de forme bien distincte et de couleur bien tranchée. C'était un plan circulaire et rouge, un autre triangulaire et bleu, le troisième de figure carrée et de couleur noire. Trois morceaux de carton, également colorés et figurés, furent, au moyen d'un trou dont ils étaient percés dans leur milieu, et des clous disposés à cet effet sur la planche, furent, dis-je, appliqués et laissés pendant quelques jours sur leurs modèles respectifs. Les ayant ensuite enlevés et présentés à *Victor*, ils furent replacés sans difficulté. Je m'assurai, en renversant le tableau et en changeant par-là l'ordre des figures, que ces premiers résultats n'étaient point routiniers, mais dus à la comparaison. Au bout de quelques jours, je substituai un autre tableau à ce premier. J'y avais représenté les mêmes figures, mais toutes d'une couleur uniforme. Dans le premier, l'élève avait, pour se reconnaître, le double indice des formes et des couleurs, dans le second il n'avait plus qu'un guide, la comparaison des formes. Presqu'en même temps je lui en présentai un troisième, où toutes les figures étaient égales, mais de couleurs différentes. Toujours mêmes épreuves, et toujours mêmes résultats, car je compte pour rien quelques fautes d'attention. La facilité avec laquelle s'exécutaient ces petites comparaisons, m'engagea à lui en présenter de nouvelles. Je fis des additions et des modifications aux deux derniers tableaux. J'ajoutai à celui des figures d'autres formes beaucoup moins distinctes, et à celui des couleurs, de nouvelles couleurs qui ne différaient entre elles que par des nuances. Il y avait, par exemple, dans le premier, un parallélogramme un peu allongé à côté d'un carré, et dans le second, un échantillon bleu-céleste à côté d'un bleu-grisâtre. Il se présenta ici quelques erreurs et quelques incertitudes, mais qui disparurent au bout de quelques jours d'exercice.

Ces résultats m'enhardirent à de nouveaux changements, toujours plus difficiles. Chaque jour j'ajoutais, je retranchais, je modifiais et provoquais de nouvelles comparaisons et de nouveaux jugements. A la longue, la multiplicité et les complications de ces petits exercices finirent par fatiguer son attention et sa docilité. Alors reparurent, dans toute leur intensité, ces mouvements d'impatience et de fureur qui éclataient si violemment au commencement de son séjour à Paris. lorsque, surtout, il se trouvait enfermé dans sa chambre. N'importe, il me sembla que le moment était venu où il fallait ne plus apaiser ces mouvements par condescendance, mais les vaincre par énergie. Je crus donc devoir insister.

Ainsi, quand, dégoûté d'un travail, (dont à la vérité il ne concevait pas le but, et dont il était bien naturel qu'il se lassât), il lui arrivait de prendre les morceaux de carton, de les jeter à terre avec dépit et de gagner son lit avec fureur, je laissais passer une ou deux minutes ; je revenais à la charge avec le plus de sang-froid possible ; je lui faisais ramasser tous ses cartons, éparpillés dans sa chambre et ne lui donnais de répit qu'ils ne fussent replacés convenablement.

Mon obstination ne réussit que quelques jours, et fut, à la fin, vaincue par ce caractère indépendant. Ses mouvements de colère devinrent plus fréquents, plus violents, et simulèrent des accès de rage semblables à ceux dont j'ai déjà parlé, mais avec cette différence frappante que les effets en étaient moins dirigés vers les personnes que vers les choses. Il s'en allait alors, dans cet esprit destructeur, mordant ses draps, les couvertures de son lit, la tablette de la cheminée, dispersant dans sa chambre les chenets, les cendres et les tisons enflammés, et finissant par tomber dans des convulsions qui avaient de commun avec celles de l'épilepsie, une suspension complète des fonctions sensoriales. Force me fut de céder, quand les choses en furent à ce point effrayant ; et néanmoins, ma condescendance ne fit qu'accroître le mal ; les accès en devinrent plus fréquents et susceptibles de se renouveler à la moindre contrariété, souvent même sans cause déterminante.

Mon embarras devint extrême. Je voyais le moment où tous mes soins n'auraient réussi qu'à faire, de ce pauvre enfant, un malheureux épileptique. Encore quelques accès, et la force de l'habitude établissait une maladie des plus affreuses et des moins curables. Il fallait donc y remédier au plus tôt non par les médicaments, si souvent infructueux; non par la douceur, dont on n'avait plus rien à espérer; mais par un procédé perturbateur, à peu près pareil à celui qu'avait employée Boerhaave dans l'hôpital de Harlem. Je me persuadai bien que si le premier moyen dont j'allais faire usage manquait son effet, le mal ne ferait que s'exaspérer, et que tout traitement de la même nature deviendrait inutile. Dans cette ferme conviction, je fis choix de celui que je crus être le plus effrayant pour un être qui ne connaissait encore, dans sa nouvelle existence, aucune espèce de danger.

Quelque temps auparavant, Madame Guérin étant avec lui à l'Observatoire, l'avait conduit sur la plate-forme qui est, comme l'on sait, très-élevée. A peine est-il parvenu à quelque distance du parapet, que saisi d'effroi et d'un tremblement universel, il revient à sa gouvernante, le visage couvert de sueur, l'entraine par le bras vers la porte, et ne trouve un peu de calme que lorsqu'il est au pied de l'escalier. Quelle pouvait être la cause d'un pareil effroi? c'est ce que je ne recherchai point; il me suffisait d'en connaitre l'effet, pour le faire servir à mes desseins. L'occasion se présenta bientôt, dans un accès des plus violents, que j'avais cru devoir provoquer par la reprise de nos exercices. Saisissant alors le moment où les fonctions des sens n'étaient point encore suspendues, j'ouvre avec violence la croisée de sa chambre, située au quatrième étage, et donnant perpendiculairement sur de gros quartiers de pierre; je m'approche de lui, avec toutes les apparences de la fureur, et le saisissant fortement par les hanches, je l'expose sur la fenètre, la tête directement tournée vers le fonds de ce précipice. Je l'en retirai quelques secondes après, pâle, couvert d'une sueur froide, les yeux un peu larmoyants, et agité encore de quelques légers tressaillements, que je crus appartenir aux effets de la peur. Je le conduisis vers ses tableaux. Je lui fis ramasser tous ses cartons, et j'exigeai qu'ils fussent tous replacés. Tout cela fut exécuté, à la vérité très lentement, et plutôt mal que bien ; mais au moins, sans impatience. Ensuite il alla se jeter sur son lit où il pleura abondamment.

C'était la première fois, à ma connaissance du moins, qu'il versait des larmes. La circonstance dont j'ai déjà rendu compte, et dans laquelle le chagrin d'avoir quitté sa gouvernante, ou le plaisir de la retrouver, lui en fit répandre, est postérieure à celle-ci ; si je l'ai fait précéder dans ma narration, c'est que dans mon plan, j'ai moins suivi l'ordre des temps, que l'exposition méthodique des faits.

Cet étrange moyen fut suivi d'un succès, sinon complet, au moins suffisant. Si son dégoût pour le travail ne fut pas entièrement surmonté, au moins fut-il beaucoup diminué, sans être jamais suivi d'effets pareils à ceux dont nous venons de rendre compte.

Seulement, dans les occasions où on le fatiguait un peu trop, de même que lorsqu'on le forçait à travailler à des heures consacrées à ses sorties ou à ses repas, il se contentait de témoigner de l'ennui, de l'impatience, et de faire entendre un murmure plaintif qui finissait ordinairement par des pleurs.

Ce changement favorable nous permit de reprendre avec exactitude le cours de nos exercices, que je soumis à de nouvelles modifications, propres à fixer encore plus son jugement. Je substituai aux figures collées sur les tableaux, et qui étaient, comme je l'ai déjà dit, des plans entiers, représentant des figures géométriques, des dessins linéaires de ces mêmes plans. Je me contentai aussi d'indiquer les couleurs par de petits échantillons de forme irrégulière, et nullement analogues par leur conformation à celle des cartons colorés. Je puis dire que ces nouvelles difficultés ne furent qu'un jeu pour l'enfant ; résultat qui suffisait au but que je m'étais proposé en adoptant ce système de comparaisons grossières. Le moment était venu de le remplacer par un autre beaucoup plus instructif, et qui eut présenté des difficultés insurmontables, si elles n'avaient été aplanies d'avance par le succès des moyens que nous venions d'employer pour surmonter les premières.

Je fis imprimer en gros caractères, sur des morceaux de carton de deux pouces, les vingt-quatre lettres de l'alphabet. Je fis tailler, dans une planche d'un pied et demi-carré, un nombre égal de cases, dans lesquelles je fis insérer les morceaux de carton, sans les y coller cependant, afin que l'on pût les changer de place au besoin. On construisit en métal, et dans les mêmes dimensions, un nombre égal de caractères. Ceux-ci étaient destinés à être comparés par l'élève aux lettres imprimées, et classées dans leurs cases correspondantes. Le premier essai de cette méthode fut fait, en mon absence, par Mme Guérin ; je fus fort surpris d'apprendre par elle, à mon retour, que *Victor* distinguait tous les caractères et les classait convenablement. L'épreuve en fut faite aussitôt et sans la moindre faute. Ravi d'un succès aussi rapide, j'étais loin encore de pouvoir en expliquer la cause : et ce ne fut que quelques jours après qu'elle se présenta à moi dans la manière dont notre élève procédait à cette classification. Pour se la rendre plus facile, il s'était avisé lui-même d'un petit expédient qui le dispensait, dans ce travail, de mémoire de comparaison et de jugement. Dès qu'on lui mettait le tableau entre les mains, il n'attendait pas qu'on enlevât de leurs cases les lettres métalliques ; il les retirait et les empilait sur sa main, en suivant l'ordre de leur classification ; de sorte que la dernière lettre de l'alphabet se trouvait, après les dépouillements complets du tableau, être la première de la pile, c'était aussi par celle-là qu'il commençait et par la dernière de la pile qu'il finissait, prenant conséquemment le tableau par la fin et, procédant toujours de droite à gauche. Ce n'est pas tout : ce procédé était susceptible, pour lui, de perfectionnement ; car assez souvent la pile crevait, les caractères s'échappaient ; il fallait débrouiller tout cela, et le mettre en ordre par les seuls efforts de l'Attention. Les vingt-quatre lettres se trouvaient disposées sur quatre rangs, de six chacun ; il était donc plus simple de ne les enlever que par rangées et de les replacer de même, de manière à ne passer au dépouillement de la seconde file, que lorsque la première serait rétablie.

J'ignore s'il faisait le raisonnement que je lui prête ; au moins est-il sûr qu'il exécutait la chose comme je le dis. C'était donc une véritable routine, mais une routine de son invention et qui faisait peut-être autant d'honneur à son intelligence qu'une classification méthodique en fit bientôt à son discernement. Il ne fut pas difficile de le mettre sur cette voie, en lui donnant les caractères pêle-mêle, toutes les fois qu'on lui présentait le tableau. Enfin malgré les inversions fréquentes que je faisais subir aux caractères imprimés en les changeant de cases; malgré quelques dispositions insidieuses données à ces caractères; comme de placer le G à côté du C, l'E à côté de l'F, etc. ; son discernement était imperturbable. En l'exerçant sur tous ces caractères, j'avais eu pour but de préparer *Victor* à les faire servir à leur usage, sans doute primitif, c'est-à-dire à l'expression des besoins que l'on ne peut manifester par la parole. Loin de croire que je fusse déjà si près de cette grande époque de son éducation ce fut un esprit de curiosité, plutôt que l'espoir du succès, qui me suggéra l'expérience que voici :

Un matin qu'il attendait impatiemment le lait dont il fait journellement son déjeuner, je pris dans son tableau et disposai sur une planche, que j'avais la veille préparée exprès, ces quatre lettres: L. A, I. T. Mme Guérin, que j'avais prévenue, s'approche, regarde les caractères et me donne de suite une tasse pleine de lait, dont je fais semblant de vouloir disposer pour moi-même. Un moment après je m'approche de Victor : je lui donne les quatre lettres que je venais d'enlever de dessus la planche ; je la lui indique d'une main, tandis que de l'autre je lui présente le vase plein de lait. Les lettres furent aussitôt replacées, mais dans un ordre tout-à-fait inverse, de sorte qu'elles donnèrent T. I. A. L. au lieu de L. A. I. T. J'indiquai alors les corrections à faire, en désignant du doigt les lettres à transposer et la place qu'il fallait donner à chacune : lorsque ces changements eurent reproduit le signe de la chose, je ne la fis plus attendre.

On aura de la peine à croire que cinq ou six épreuves pareilles aient suffi, je ne dis pas pour lui faire arranger méthodiquement les quatre lettres du mot lait, mais aussi, le dirai-je, pour lui donner l'idée du rapport qu'il y a entre le mot et la chose. C'est du moins ce que l'on est fortement autorisé à soupçonner, d'après ce qui lui arriva huit jours après cette première expérience. On le vit, prêt à partir le soir pour l'Observatoire, se munir, de son propre mouvement, des quatres lettres en question ; les mettre dans sa poche, et à peine arrivé chez le citoyen Lemeri, où, comme je l'ai dit plus haut, il va tous les jours goûter avec du lait, produire ces caractères sur une table, de manière à former le mot *lait*. . . . . , ... J'ÉTAIS dans l'intention de récapituler ici tous les faits disséminés dans cet ouvrage ; mais j'ai pensé que quelque force qu'ils pussent acquérir par leur réunion elle n'équivaudrait jamais à celle de ce dernier résultat. Je le consigne, pour ainsi dire nu et dépouillé de toutes réflexions, pour qu'il puisse marquer d'une manière plus frappante l'époque où nous sommes parvenus, et devenir garant de celle où il nous faut arriver. En attendant, on peut toujours conclure de la plupart de mes observations, de celles surtout qu'on a puisées dans ces deux dernières VUES, que l'enfant, connu sous le nom de SAUVAGE DE l'AVEYRON, est doué du libre exercice de tous ses sens ; qu'il donne des preuves continuelles d'attention, de réminiscence, de mémoire ; qu'il peut comparer, discerner et juger, appliquer enfin toutes les facultés de son entendement à des objets relatifs à son instruction. On remarquera, comme un point essentiel, que ces changements heureux sont survenus dans le court espace de neuf mois, chez un sujet que l'on croyait incapable d'attention ; et l'on en conclura que son éducation est possible, si elle n'est pas même déjà garantie par ces premiers succès, indépendamment de ceux qu'on doit nécessairement espérer du temps, qui dans sa marche invariable, semble donner à l'enfance, en forces et en développements, tout ce qu'il ôte à l'homme au déclin de la vie (1).

Et cependant, quelles conséquences majeures, relatives à l'histoire philosophique et naturelle de l'homme, découlent déjà de cette première série d'observations ! Qu'on les rassemble ; qu'on les classe avec méthode ; qu'on les réduise à leur juste valeur, et l'on y verra la preuve matérielle des plus importantes vérités, de ces vérités dont Locke et Condillac ne durent la découverte qu'à la force de leur génie et à la profondeur de leurs méditations. Il m'a paru du moins que l'on pourrait en déduire :

1° Que l'homme est inférieur à un grand nombre d'animaux dans le pur *état de nature* (2) ; état de nullité et de barbarie, qu'on a sans fondement revêtu des couleurs les plus séduisantes ; état dans lequel l'individu, privé des facultés caractéristiques de son espèce, traine misérable-

(1) C'est aux Observateurs éclairés à venir s'assurer par eux-mêmes, de la vérité de ces résultats. Eux seuls peuvent juger de la valeur des faits, en apportant à leur examen un esprit judicieux et versé dans la science de l'entendement. L'appréciation de l'état moral de notre sauvage est plus difficile qu'on ne pense. L'expérience journalière et toutes les idées reçues sont là pour égarer le jugement. *Si l'habitude où nous sommes*, dit Condillac, dans un cas assez analogue, *de nous aider des signes, nous permettait de remarquer tout ce que nous leur devons, nous n'aurions qu'à nous mettre à la place de ce jeune homme pour comprendre combien il pouvait acquérir peu de connaissances ; mais nous jugeons toujours d'après notre situation.* Il faut encore, pour juger sainement, en cette circonstance, ne pas tenir l'enfant pour vu après un seul examen, mais l'observer et l'étudier à diverses reprises dans tous les moments de la journée, dans chacun de ses plaisirs, au milieu de ses petits exercices, etc. ; toutes ces conditions sont de rigueur. Elles ne suffisent même pas, si, pour établir une exacte comparaison entre le présent et le passé, l'on n'a vu de ses yeux, le *sauvage de l'Aveyron* dans les premiers mois de son séjour à Paris. Ceux qui ne l'ont point observé à cette époque et qui le verraient actuellement ne trouveraient en lui qu'un enfant *presqu'ordinaire*, qui ne parle point ; ils ne pourraient moralement apprécier la distance qui sépare ce sujet *presque ordinaire* du *Sauvage de l'Aveyron* nouvellement entré dans la société ; distance en apparence bien légère, mais véritablement immense, lorsqu'on l'approfondit, et qu'on calcule à travers quelle série de raisonnements nouveaux et d'idées acquises, il a dû parvenir à ces derniers résultats.

(2) Je ne doute point que si l'on isolait, dès le premier âge, deux enfants l'un mâle, l'autre femelle et que l'on en fît autant de deux quadrupèdes choisis dans l'espèce la moins intelligente, ces derniers ne se montrassent de beaucoup supérieurs aux premiers dans les moyens de pourvoir à leurs besoins, et de veiller soit à leur propre conservation, soit à celle de leurs petits.

ment, sans intelligence, comme sans affections, une vie précaire et réduite aux seules fonctions de l'animalité.

2° Que cette supériorité morale, que l'on a dit être *naturelle* à l'homme, n'est que le résultat de la civilisation qui l'élève au-dessus des autres animaux par un grand et puissant mobile. Ce mobile est la sensibilité prédominante de son espèce ; propriété essentielle d'où découlent les facultés imitatives, et cette tendance continuelle qui le force à chercher dans de nouveaux besoins de nouvelles sensations.

3° Que cette force imitative destinée à l'éducation de ses organes, et surtout à l'apprentissage de la parole, très énergique et très active dans les premières années de la vie, s'affaiblit rapidement par les progrès de l'âge, l'isolement et toutes les causes qui tendent à émousser la sensibilité nerveuse ; d'où il résulte que l'articulation des sons qui est sans contredit de tous les effets de l'imitation le résultat le plus inconcevable et le plus utile, doit éprouver des obstacles sans nombre, dans un âge qui n'est plus celui de la première enfance.

4° Qu'il existe chez le sauvage le plus isolé, comme chez le citadin élevé au plus haut point de la civilisation, un rapport constant entre leurs idées et leurs besoins ; que la multiplicité toujours croissante de ceux-ci chez les peuples policés, doit être considérée comme un grand moyen de développement de l'esprit humain : de sorte qu'on peut établir comme proposition générale, que toutes les causes accidentelles, locales ou politiques, qui tendent à augmenter ou à diminuer le nombre de nos besoins, contribuent nécessairement à étendre ou à rétrécir la sphère de nos connaissances et le domaine de la science, des beaux-arts et de l'industrie sociale.

5° Que dans l'état actuel de nos connaissances physiologiques, la marche de l'enseignement peut et doit s'éclairer des lumières de la médecine moderne, qui de toutes les sciences naturelles, peut coopérer le plus puissamment au perfectionnement de l'espèce humaine, en appréciant les anomalies organiques et intellectuelles de chaque individu, et déterminant par là ce que l'éducation doit faire pour lui, ce que la société peut en attendre.

Il est encore quelques considérations non moins importantes, que je me proposais d'associer à ces premières données ; mais les développements qu'elles eussent exigés auraient outrepassé les bornes et le dessein de cet opuscule. Je me suis d'ailleurs aperçu, en comparant mes observations avec la doctrines de quelques-uns de nos métaphysiciens, que je me trouvais, sur certains points intéressants, en désaccord avec eux.

Je dois attendre, en conséquence, des faits plus nombreux, et par là même plus concluants. Un motif à peu près analogue ne m'a pas permis, en parlant de tous les développements du jeune *Victor*, de m'appesantir sur l'époque de sa puberté, qui s'est prononcée depuis quelques décades d'une manière presque explosive, et dont les premiers phénomènes jettent beaucoup de doute sur l'origine de certaines affections du cœur, que nous regardons comme très *naturelles*. J'ai dû, de même ici, ne pas me presser de juger et de conclure ; persuadé qu'on ne peut trop laisser mûrir par le temps, et confirmer par des observations ultérieures, toutes considérations qui tendent à détruire des préjugés, peut-être respectables, et les plus douces comme les plus consolantes illusions de la vie sociale.

RAPPORT

FAIT

A SON EXCELLENCE

LE MINISTRE DE L'INTÉRIEUR

SUR LES NOUVEAUX DÉVELOPPEMENTS ET L'ÉTAT ACTUEL DU SAUVAGE DE L'AVEYRON;

Par E. M. ITARD

DOCTEUR EN MÉDECINE, MÉDECIN DE L'INSTITUTION IMPÉRIALE DES SOURDS-MUETS.

IMPRIMÉ PAR ORDRE DU GOUVERNEMENT.

A PARIS

DE L'IMPRIMERIE IMPÉRIALE

1807

1re LETTRE

DU MINISTRE DE L'INTÉRIEUR

A M. ITARD

MÉDECIN DE L'INSTITUTION IMPÉRIALE DES SOURDS-MUETS DE NAISSANCE.

Paris, le 13 juin 1806.

Je sais, Monsieur, que vous avez donné des soins aussi généreux qu'assidus à l'éducation du jeune Victor, qui vous fut confié, il y a cinq ans. Il importe à l'humanité et à la science d'en connaitre le résultat. Je vous invite donc à m'en transmettre un compte détaillé, qui me mette à même de comparer l'état dans lequel il était à son arrivée, avec celui où il se trouve aujourd'hui, et d'apprécier les espérances qu'on peut conserver sur cet enfant, et le genre de destination qu'on peut lui assigner. J'engagerai la troisième classe de l'Institut national à nommer une commission pour prendre connaissance du travail que vous m'aurez adressé, et pour suivre auprès de votre élève l'applicatiou des méthodes que vous avez imaginées. Vous ne devez voir dans ces mesures que le désir de rendre justice à votre zèle.

J'ai l'honneur de vous saluer,

CHAMPAGNY.

IIme LETTRE

DU MINISTRE DE L'INTÉRIEUR

A M. ITARD

MÉDECIN DE L'INSTITUTION IMPÉRIALE DES SOURDS-MUETS DE NAISSANCE.

Paris, le 23 Septembre 1806.

J'ai lu, Monsieur, avec le plus grand intérêt, le rapport que vous m'avez adressé, le 18 de ce mois, sur l'éducation et le traitement du jeune homme confié à vos soins qu'on a désigné sous le nom de *Sauvage de l'Aveyron*, et l'écrit que vous avez publié il y a quelques années sur ses premiers développements. Je vous remercie de m'avoir communiqué le résultat d'un travail qui atteste également et votre zèle et vos talents ; je viens de l'adresser à l'Institut national en l'engageant à l'examiner et à me transmettre son opinion.

J'ai l'honneur de vous saluer,

Champagny.

IIIme LETTRE

DU MINISTRE DE L'INTÉRIEUR,

A M. ITARD

MÉDECIN DE L'INSTITUTION IMPÉRIALE DES SOURDS-MUETS DE NAISSANCE.

Paris, le 2 Novembre 1806.

MONSIEUR,

La classe d'histoire et de littérature ancienne de l'Institut National, en me transmettant son opinion sur le rapport que vous m'avez adressé relativement à l'éducation du jeune homme de l'Aveyron confié à vos soins, m'annonce, qu'après l'avoir examiné avec autant d'attention que d'intérêt, elle a reconnu qu'il vous était impossible de mettre dans vos leçons, dans vos exercices et vos expériences, plus d'intelligence, de sagacité, de patience et de courage. Il m'est infiniment agréable, Monsieur, en vous faisant connaitre l'idée avantageuse que cette compagnie a prise de vos travaux, de pouvoir vous donner en même temps un témoignage de ma satisfaction pour des soins dans lesquels vous avez apporté autant de zèle que de désintéressement.

Je fais imprimer aux frais du Gouvernement et à l'Imprimerie impériale, votre rapport, dans lequel les hommes qui se livrent à l'éducation de l'enfance, pourront trouver des vues neuves et utiles. J'ai donné ordre qu'on mit le plus grand nombre des exemplaires à votre disposition. Je vous engage à continuer, pour l'entier développement des facultés du jeune Victor, les efforts qui ont produit déja un si heureux résultat, et examiner si le moment ne serait pas venu où on pourrait lui faire apprendre avec fruit quelque métier mécanique.

Je désire que vous puissiez trouver dans les éloges que vous avez mérités, la juste récompense de vos soins, et l'encouragement le plus digne de vous.

J'ai l'honneur de vous saluer.

CHAMPAGNY.

LETTRE

De M. DACIER

SECRÉTAIRE PERPÉTUEL DE LA CLASSE D'HISTOIRE ET DE LITTÉRATURE ANCIENNE DE L'INSTITUT.

A S. E. LE MINISTRE DE L'INTÉRIEUR

Paris, 19 novembre 1806.

Monseigneur,

J'ai l'honneur de renvoyer à votre excellence le mémoire de M. Itard, sur les développements et l'état actuel du jeune homme connu sous la dénomination de *Sauvage de l'Aveyron*. La classe, conformément au désir que lui en a témoigné votre excellence, a examiné ce mémoire avec autant de soin que d'intérêt, et elle a reconnu qu'il était impossible à l'instituteur de mettre dans ses leçons, dans ses exercices et dans ses expériences, plus d'intelligence, de sagacité, de patience et de courage, et que s'il n'a pas obtenu un plus grand succès, on doit l'attribuer non à un défaut de zèle ou de talents, mais à l'imperfection des organes du sujet sur lequel il a travaillé. Elle n'a même pu voir sans étonnement, qu'il soit parvenu à développer ses facultés intellectuelles au point qu'il l'a fait, et elle estime que pour être juste envers M. Itard, et avoir la vraie mesure du prix de ses travaux, il ne faut comparer son élève qu'à lui-même : se rappeler ce qu'il était lorsqu'il a été mis entre les mains de ce médecin, voir ce qu'il est maintenant ; qu'il faut enfin considérer la distance qui sépare le point d'où il est parti de celui où il est arrivé, et par combien de méthodes nouvelles et ingénieuses cet intervalle immense a été rempli. Le mémoire de M. Itard contient d'ailleurs l'exposé d'une suite de phénomènes singuliers et intéressants, d'observations fines et judicieuses, et présente une combinaison de procédés instructifs propres à fournir de nouvelles données à la science, et dont la connaissance ne pourrait qu'être extrêmement utile à toutes les personnes qui se livrent à l'éducation de la jeunesse. D'après ces considérations, la classe pense qu'il serait à désirer que Votre Excellence voulût bien ordonner la publication du mémoire de M. Itard ; que l'éducation de Victor, commencée et suivie si heureusement jusqu'à ce jour, ne fut point abandonnée et que le Gouvernement continuât de jeter des regards de bienfaisance sur cet infortuné jeune homme.

J'ai l'honneur de saluer votre Excellence très respectueusement.

DACIER.

RAPPORT

FAIT

A SON EXCELLENCE

LE MINISTRE DE L'INTÉRIEUR

MONSEIGNEUR,

Vous parler du sauvage de l'Aveyron, c'est reproduire un nom qui n'inspire plus maintenant aucune espèce d'intérêt; c'est rappeler un être oublié par ceux qui n'ont fait que le voir, et dédaigné par ceux qui ont cru le juger. Pour moi, qui me suis borné jusqu'à présent à l'observer, et à lui prodiguer mes soins, fort indifférent à l'oubli des uns et au dédain des autres; étayé sur cinq années d'observations journalières, je viens faire à votre Excellence le rapport qu'elle attend de moi, lui raconter ce que j'ai vu et ce que j'ai fait; exposer l'état actuel de ce jeune homme, les voies longues et difficiles par lesquelles il y a été conduit, et les obstacles qu'il a franchis, comme ceux qu'il n'a pu surmonter. Si tous ces détails, MONSIEGNEUR, vous paraissaient peu dignes de votre attention, et bien au-dessus de l'idée avantageuse que vous en aviez conçue, votre Exellence voudrait bien, pour mon excuse, être intimement persuadée que, sans l'ordre formel que j'ai reçu d'elle, j'eusse enveloppé d'un profond silence, et condamné à un éternel oubli, des travaux dont le résultat offre bien moins l'histoire des progrès de l'élève, que celle des non-succès de l'instituteur. Mais en me jugeant aussi moi-même avec impartialité, je crois néanmoins qu'abstraction faite du but auquel je visais, dans la tâche que je me suis volontairement imposée, et considérant cette entreprise sous un point de vue plus général, vous ne verrez pas sans quelque satisfaction, MONSEIGNEUR, dans les diverses expériences que j'ai tentées, dans les nombreuses observations que j'ai recueillies une collection de faits propres à éclairer l'histoire de la philosophie médicale, l'étude de l'homme incivilisé, et la direction de certaines éducations privées.

Pour apprécier l'état actuel du jeune Sauvage de l'Aveyron, il serait nécessaire de rappeler son état passé. Ce jeune homme pour être jugé sainement, ne doit être comparé qu'à lui-même.

Rapproché d'un adolescent du même âge, il n'est plus qu'un être disgracié, rebut de la nature, comme il le fut de la société. Mais si l'on se borne aux deux termes de comparaison, qu'offrent l'état passé et l'état présent du jeune Victor, on est étonné de l'espace immense qui les sépare; et l'on peut mettre en question, si Victor ne diffère pas plus du Sauvage de l'Aveyron, arrivant à Paris, qu'il ne diffère des autres individus de son âge et de son espèce.

Je ne vous retracerai pas, Monseigneur, le tableau hideux de cet homme-animal, tel qu'il était au sortir de ses forêts. Dans un opuscule que j'ai fait imprimer il y a quelques années, et dont j'ai l'honneur de vous offrir un exemplaire, j'ai dépeint cet être extraordinaire, d'après les traits mêmes que je puisai dans un rapport fait par un médecin célèbre à une société savante. Je rappellerai seulement ici que la commission dont ce médecin fut le rapporteur, après un long examen et des tentatives nombreuses, ne put parvenir à fixer un moment l'attention de cet enfant, et chercha en vain à démêler, dans ses actions et ses déterminations, quelque acte d'intelligence, ou quelque témoignage de sensibilité. Étranger à cette opération réfléchie qui est la première source de nos idées, il ne donnait de l'attention à aucun objet, parce qu'aucun objet ne faisait sur ses sens nulle impression durable. Ses yeux voyaient et ne regardaient point; ses oreilles entendaient et n'écoutaient jamais; et l'organe du toucher, restreint à l'opération mécanique de la préhension des corps, n'avait jamais été employé à en constater les formes et l'existence. Tel était enfin l'état des facultés physiques et morales de cet enfant, qu'il se trouvait placé non seulement au dernier rang de son espèce, mais encore au dernier échelon des animaux, et qu'on peut dire en quelque sorte qu'il ne différait d'une plante, qu'en ce qu'il avait, de plus qu'elle, la faculté de se mouvoir et de crier. Entre cette existence moins qu'animale et l'état actuel du jeune Victor, il y a une différence prodigieuse, et qui paraîtrait bien plus tranchée si, supprimant tout intermédiaire, je me bornais à rapprocher vivement les deux termes de la comparaison. Mais persuadé qu'il s'agit bien moins de faire contraster ce tableau, que de le rendre et fidèle et complet, j'apporterai tous mes soins à exposer succinctement les changements survenus dans l'état du jeune Sauvage; et pour mettre plus d'ordre et d'intérêt dans l'énumération des faits, je les rapporterai en trois séries distinctes, relatives au triple développement des fonctions des sens, des fonctions intellectuelles et des facultés affectives.

Ire SÉRIE

Développement des fonctions des sens.

§ I. On doit aux travaux de Locke et de Condillac, d'avoir apprécié l'influence puissante qu'a sur la formation et le développement de nos idées, l'action isolée et simultanée de nos sens. L'abus qu'on a fait de cette découverte, n'en détruit ni la vérité ni les applications pratiques qu'on peut en faire à un système d'éducation médicale. C'est d'après ces principes que, lorsque j'eus rempli les vues principales que je m'étais d'abord proposées, et que j'ai exposées dans mon premier ouvrage, je mis tous mes soins à exercer et à développer séparément les organes des sens du jeune Victor.

§ II. Comme de tous les sens, l'ouie est celui qui concourt le plus particulièrement au développement de nos facultés intellectuelles, je mis en jeu toutes les ressources imaginables, pour tirer de leur long engourdissement les oreilles de notre sauvage. Je me persuadai que pour faire l'éducation de ce sens, il fallait en quelque sorte l'isoler, et que n'ayant à ma disposition, dans tout le système de son organisation, qu'une dose très modique de sensibilité, je devais la concentrer sur le sens que je voulais mettre en jeu, en paralysant artificiellement celui de la vue par lequel se dépense la plus grande partie de cette sensibilité. En conséquence, je couvris d'un bandeau épais les yeux de Victor, et je fis retentir à ses oreilles les sons les plus forts et les plus dissemblables. Mon dessein n'était pas seulement de les lui faire entendre, mais encore de les lui faire écouter. Afin d'obtenir ce résultat, dès que j'avais rendu un son, j'engageais Victor à en produire un pareil, en faisant retentir le même corps sonore, et à frapper sur un autre dès que son oreille l'avertissait que je venais de changer d'instrument. Mes premiers essais eurent pour but de lui faire distinguer le son d'une cloche et celui d'un tambour; et de même qu'un an auparavant j'avais conduit Victor de la grossière comparaison de deux morceaux de carton, diversement colorés et figurés, à la distinction des lettres et des mots, j'avais tout de lieu de croire que l'oreille, suivant la même progression d'attention que le sens de la vue, en viendrait bientôt à distinguer les sons les plus analogues, et les plus différents tons de l'organe vocal, ou la parole. Je m'attachai en conséquence à rendre les sons progressivement moins disparates, plus compliqués et plus rapprochés. Bientôt je ne me contentai pas d'exiger qu'il distinguât le son d'un tambour et celui d'une cloche, mais encore la différence de son que produisait le choc de la baguette, frappant ou sur la peau, ou sur le cercle, ou sur le corps du tambour, sur le timbre d'une pendule, ou sur une pelle à feu très sonore.

§ III. J'adoptai ensuite cette méthode comparative à la perception des sons d'un instrument à vent, qui plus analogues à ceux de la voix, formaient le dernier degré de l'échelle, au moyen de laquelle j'espérais conduire mon élève à l'audition des différentes intonations du larynx. Le succès répondit à mon attente; et dès que je vins à frapper l'oreille de notre sauvage du son de ma voix, je trouvai l'ouie sensible aux intonations les plus faibles.

§ IV. Dans ces dernières expériences, je ne devais point exiger, comme dans les précédentes, que l'élève répétât les sons qu'il percevait. Ce double travail, en partageant son attention, eût été hors du plan que je m'étais proposé, qui était de faire séparément l'éduc[illegible]on de chacun de ses organes. Je me bornai donc à exiger la simple perception des sons. Pour être sûr de ce résultat, je plaçais mon élève vis-à-vis de moi, les yeux bandés, les poings fermés et je lui faisais étendre un doigt toutes les fois que je rendais un son. Ce moyen d'épreuve fut bientôt compris; à peine le son avait-il frappé l'oreille, que le doigt était levé après une sorte d'impétuosité, et souvent même avec des démonstrations de joie, qui ne permettaient pas de douter du goût que l'élève prenait à ces bizarres leçons.

En effet, soit qu'il trouvât un véritable plaisir à entendre le son de la voix humaine, soit qu'il eût enfin surmonté l'ennui d'être privé de la lumière pendant des heures entières, plus d'une fois je l'ai vu, dans l'intervalle de ces sortes d'exercices, venir à moi, son bandeau à la main, se l'appliquer sur les yeux, et trépigner de joie lorsqu'il sentait mes mains le lui nouer fortement derrière la tête. Ce ne fut que dans ces dernières expériences que se manifestèrent ces témoignages de contentement. Je m'en applaudis d'abord ; et loin de les réprimer, je les excitais même, sans penser que je me préparais là un obstacle qui allait bientôt interrompre la série de ces expériences utiles, et annuler des résultats si péniblement obtenus.

§ V. Après m'être bien assuré, par le mode d'expérience que je viens d'indiquer, que tous les sons de la voix, quel que fut leur degré d'intensité, étaient perçus par Victor, je m'attachai à les lui faire comparer. Il ne s'agissait plus, ici, de compter simplement les sons de la voix, mais d'en saisir les différences, et d'apprécier toutes ces modifications et variétés de tons, dont se compose la musique de la parole. Entre ce travail et le précédent, il y avait une distance prodigieuse, pour un être dont le développement tenait à des efforts gradués, et qui ne marchait vers la civilisation, que parce que je l'y conduisais par une route insensible. En abordant la difficulté qui se présentait ici, je m'armai plus que jamais de patience et de douceur encouragé d'ailleurs par l'espoir qu'une fois cet obstacle franchi, tout était fait pour le sens de l'ouïe. Nous débutâmes par la comparaison des voyelles, et nous fimes encore servir la main à nous assurer du résultat de nos expériences. Chacun des cinq doigts fut désigné pour être le signe d'une de ces cinq voyelles et à en constater la perception distincte. Ainsi le pouce représentait l'A, et devait se lever dans la prononciation de cette voyelle ; l'index était le signe de l'E, le doigt du milieu celui de l'I, et ainsi de suite.

§ VI. Ce ne fut pas sans peine et sans beaucoup de longueurs, que je parvins à lui donner l'idée distincte des voyelles. La première qu'il distingua nettement fut l'O, ce fut ensuite la voyelle A. Les trois autres offrirent plus de difficultés, et furent pendant longtemps confondues entre elles ; à la fin cependant l'oreille commença à les percevoir distinctement, c'est alors que reparurent, dans toute leur vivacité, ces démonstrations de joie dont j'ai déjà parlé, et qu'avait momentanément interrompues nos nouvelles expériences. Mais comme celles-ci exigeaient de la part de l'élève une attention bien plus soutenue, des comparaisons délicates, des jugements répétés, il arriva que ces accès de joie, qui jusqu'alors n'avaient fait qu'égayer nos leçons, vinrent à la fin les troubler. Dans ces moments, tous les sons étaient confondus, et les doigts indistinctements levés, souvent même tous à la fois, avec une impétuosité désordonnée et des éclats de rire vraiment impatientants. Pour réprimer cette gaieté importune, j'assayai de rendre l'usage de la vue à mon trop joyeux élève, et de poursuivre ainsi nos expériences, en l'intimidant par une figure sévère et même un peu menaçante. Dès lors plus de joie, mais en même temps distractions continuelles du sens de l'ouïe, en raison de l'occupation que fournissait à celui de la vue tous les objets qui l'entouraient. Le moindre dérangement dans la disposition des meubles ou dans ses vêtements, le plus léger mouvement des personnes qui étaient autour de lui, un changement un peu brusque dans la lumière solaire, tout attirait ses regards, tout était, pour lui, le motif d'un déplacement.

Je reportai le bandeau sur les yeux et les éclats de rire recommencèrent. Je m'attachai alors à l'intimider par mes manières, puisque je ne pouvais pas le contenir par mes regards. Je m'armai d'une des baguettes de tambour qui servait à nos expériences, et lui en donnais de petits coups sur les doigts lorsqu'il se trompait. Il prit cette correction pour une plaisanterie, et sa joie n'en fut que plus bruyante. Je crus devoir, pour le détromper, rendre la correction un peu plus sensible. Je fus compris, et ce ne fut pas sans un mélange de peine et de plaisir que je vis dans la physionomie assombrie de ce jeune homme, combien le sentiment de l'injure l'emportait sur la douleur du coup. Des pleurs sortirent de dessous son bandeau ; je me hâtai de l'enlever ; mais, soit embarras ou crainte, soit préoccupation profonde des sens intérieurs, quoique débarrassé de ce bandeau, il persista à tenir les yeux fermés. Je ne puis rendre l'expression douloureuse, que donnait à sa physionomie ses deux paupières ainsi rapprochées, à travers lesquelles s'échappaient de temps en temps quelques larmes. Oh ! combien dans ce moment, comme dans beaucoup d'autres, prêt à renoncer à la tâche que je m'étais imposée, et regardant comme perdu le temps que j'y donnais, ai-je regretté d'avoir connu cet enfant, et condamné hautement la stérile et inhumaine curiosité des hommes, qui, les premiers l'arrachèrent à une vie innocente et heureuse !

§ VII. Cette scène mit fin à la bruyante gaieté de mon élève. Mais je n'eus pas lieu de m'applaudir de ce succès, et je n'avais paré à cet inconvénient que pour tomber dans un autre. Un sentiment de crainte prit la place de cette gaieté folle, et nos exercices en furent plus troublés encore. Lorsque j'avais émis un son, il me fallait attendre plus d'un quart d'heure le signal convenu ; et lors même qu'il était fait avec justesse, c'était avec lenteur, avec une incertitude telles, que si, par hasard, je venais à faire le moindre bruit, ou le plus léger mouvement, Victor effarouché, refermait subitement le doigt, dans la crainte de s'être mépris, et en levait un autre avec la même lenteur et la même circonspection. Je ne désespérais point encore, et je me flattai que le temps, beaucoup de douceur et des manières encourageantes pourraient dissiper cette fâcheuse et excessive timidité. Je l'espérai en vain, et tout fut inutile. Ainsi s'évanouirent les brillantes espérances, fondées, avec quelque raison peut-être, sur une chaine non interrompue d'expériences utiles autant qu'intéressantes. Plusieurs fois depuis ce temps là, et à des époques très éloignées, j'ai tenté les mêmes épreuves, et je me suis vu forcé d'y renoncer de nouveau, arrêté par le même obstacle.

§ VIII. Néanmoins cette série d'expériences faites sur le sens de l'ouïe, n'a pas été tout à fait inutile. Victor lui est redevable d'entendre distinctement quelques mots d'une seule syllabe, et de distinguer surtout avec beaucoup de précision, parmi les différentes intonations du langage, celles qui sont l'expression du reproche, de la colère, de la tristesse, du mépris, de l'amitié ; alors même que ces divers mouvements de l'âme ne sont accompagnés d'aucun jeu de la physionomie, ni de ces pantomimes naturelles qui en constituent le caractère extérieur.

§ IX. Affligé plutôt que découragé du peu de succès obtenu sur le sens de l'ouïe, je me déterminai à donner tous mes soins à celui de la vue. Mes premiers travaux l'avaient déjà beaucoup amélioré, et avaient tellement contribué à lui donner de la fixité et de l'attention, qu'à l'époque de mon premier rapport, mon élève était déjà parvenu à distinguer des lettres en métal et à les placer dans un ordre convenable pour en former quelques mots. De ce point-là, à la perception distincte des signes écrits et au mécanisme même de leur écriture, il y avait bien loin encore ; mais heureusement toutes ces difficultés passèrent sur le même plan ; aussi furent-elles facilement surmontées. Au bout de quelques mois, mon élève savait lire et écrire passablement une série de mots dont plusieurs différaient assez peu entre eux pour être distingués par un œil attentif. Mais cette lecture était toute intuitive ; Victor lisait les mots sans les prononcer, sans en connaître la signification. Pour peu que l'on fasse attention à ce mode de lecture, le seul qui fut praticable envers un être de cette nature, on ne manquera pas de me demander comment j'étais sûr que des mots non prononcés, et auxquels il n'attachait aucun sens étaient lus assez distinctement pour ne pas être confondus les uns avec les autres. Rien de si simple que le procédé que j'employais pour en avoir la certitude. Tous les mots soumis à la lecture étaient également écrits sur deux tableaux ; j'en prenais un, et faisais tenir l'autre à Victor ; puis, parcourant successivement, avec le bout du doigt, tous les mots contenus dans celui des deux tableaux que j'avais entre mes mains, j'exigeais qu'il me montrât dans l'autre tableau, le double de chaque mot que je lui désignais. J'avais eu soin de suivre un ordre tout à fait différent dans l'arrangement de ces mots, de telle sorte que la place que l'un d'eux occupait dans un tableau, ne donnât aucun indice de celle que son pareil tenait dans l'autre. De là, la nécessité d'étudier en quelque sorte la physionomie particulière de tous ces signes pour les reconnaitre du premier coup d'œil.

§ X. Lorsque l'élève, trompé par l'apparence d'un mot, le désignait à la place d'un autre, je lui faisais rectifier son erreur, sans la lui indiquer, mais seulement en l'engageant à épeler. Épeler était pour nous, comparer intuitivement, et l'une après l'autre, toutes les lettres qui entrent dans la composition de deux mots. Cet examen, véritablement analytique, se faisait d'une manière très-rapide ; je touchais, avec l'extrémité d'un poinçon, la première lettre de l'autre mot ; nous passions de même à la seconde ; et nous continuions ainsi, jusqu'à ce que Victor, cherchant toujours à trouver dans son mot les lettres que je lui montrais dans le mien, parvint à rencontrer celle qui commençait à établir la différence des deux mots.

§ XI. Bientôt il ne fut plus nécessaire de recourir à un examen aussi détaillé pour lui faire rectifier ses méprises. Il me suffisait alors de fixer un instant ses yeux sur le mot qu'il prenait pour un autre, pour lui en faire sentir la différence : et je puis dire que l'erreur était réparée presque aussitôt qu'indiquée. Ainsi fut exercé et perfectionné ce sens important, dont l'insignifiante mobilité avait fait échouer les premières tentatives qu'on avait faites pour le fixer, et fait naître les premiers soupçons d'idiotisme.

§ XII. Ayant ainsi terminé l'éducation du sens de la vue, je m'occupai de celle du toucher. Quoique éloigné de partager l'opinion de Buffon et de Condillac, sur le rôle important qu'ils font jouer à ce sens, je ne regardais pas comme perdus, les soins que je pouvais donner au toucher, ni sans intérêt, les observations que pouvait me fournir le développement de ce sens. On a vu, dans mon premier mémoire, que cet organe, primitivement borné à la préhension mécanique des corps, avait dû à l'effet puissant des bains chauds le recouvrement de quelques-unes de ses facultés, celle entre autres de percevoir le froid et le chaud, le rude et le poli des corps. Mais si l'on fait attention à la nature de ces deux espèces de sensations, on verra qu'elles sont communes à la peau qui recouvre toutes nos parties. L'organe du toucher n'ayant fait que recevoir sa part de la sensibilité que j'avais réveillée dans tout le système cutané, ne percevait jusque-là que comme une portion de ce système, puisqu'il n'en différait par aucune fonction qui lui fût particulière.

§ XIII. Mes premières expériences confirmèrent la justesse de cet aperçu. Je mis au fond d'un vase opaque, dont l'embouchure pouvait à peine permettre l'introduction du bras, des marrons cuits encore chauds, et des marrons de la même grosseur, à peu près, mais creux et froids. Une des mains de mon élève était dans le vase, et l'autre dehors, ouverte sur ses genoux. Je mis sur celle-ci un marron chaud, et demandai à Victor de m'en retirer un du fond du vase ; il me l'amena en effet. Je lui en présentai un froid ; celui qu'il retira de l'intérieur du vase le fut aussi. Je répétai plusieurs fois cette expérience, et toujours avec le même succès. Il n'en fut pas de même, lorsqu'au lieu de faire comparer à l'élève la température des corps, je voulus, par le même moyen d'exploration, le faire juger de leur configuration. Là, commençaient les fonctions exclusives du tact, et ce sens était encore neuf. Je mis dans le vase des châtaignes et des glands, et lorsqu'en présentant l'un ou l'autre de ces fruits à Victor, je voulus exiger de lui qu'il m'en amenât un pareil du fond du vase, ce fut un gland pour une châtaigne ou une châtaigne pour un gland. Il fallait donc mettre ce sens, comme tous les autres, dans l'exercice de ses fonctions, et d'y procéder dans le même ordre. A cet effet, je l'exerçai à comparer des corps très disparates entre eux, non seulement par leur forme, mais encore par leur volume, comme une pierre et un marron, un sou et une clef.

Ce ne fut pas sans peine que je réussis à faire distinguer ces objets par le tact. Dès qu'ils cessèrent d'être confondus, je les remplaçai par d'autres moins dissemblables, comme une pomme, une noix et de petits cailloux. Je soumis ensuite, à cet examen manuel, les marrons et les glands, et cette comparaison ne fut plus qu'un jeu pour l'élève. J'en vins au point de lui faire distingner, de la même manière, les lettres en métal, les plus analogues par formes, telles que le B et l'R, l'I et le J, le C et le G.

§ XIV. Cette espèce d'exercice, dont je ne m'étais pas promis, ainsi que je l'ai déjà dit, beaucoup de succès, ne contribua pas peu néanmoins à augmenter la susceptibilité d'attention de notre élève, j'ai eu l'occasion dans la suite de voir sa faible intelligence aux prises avec des difficutés bien plus embarrassantes, et jamais je ne l'ai vu prendre cet air sérieux, calme et méditatif, qui se répandait sur tous les traits de sa physionomie, lorsqu'il s'agissait de décider de la différence de forme des corps soumis à l'examen du toucher.

§ XV. Restait à m'occuper des sens du goût et de l'odorat. Ce dernier était d'une délicatesse qui le mettait au-dessus de tout perfectionnement. On sait que longtemps après son entrée dans la société ce jeune sauvage conservait encore l'habitude de flairer tout ce qu'on lui présentait, et même les corps que nous regardons comme inodores. Dans la promenade à la campagne que je faisais souvent avec lui, pendant les premiers mois de son séjour à Paris, je l'ai vu maintes fois s'arrêter, se détourner même, pour ramasser des cailloux, des morceaux de bois desséchés, qu'il ne rejetait qu'après les avoir portés à son nez, et souvent avec le témoignage d'une très grande satisfaction. Un soir qu'il s'était égaré dans la rue d'Enfer et qu'il ne fut retrouvé qu'à la tombée de la nuit, par sa gouvernante, ce ne fut qu'après lui avoir flairé les mains et les bras par deux ou trois reprises, qu'il se decida à la suivre, et qu'il laissa éclater la joie qu'il éprouvait de l'avoir retrouvée. La civilisation ne pouvait donc rien ajouter à la délicatesse de l'odorat. Beaucoup plus lié d'ailleurs à l'exercice des fonctions digestives, qu'au développement des facultés intellectuelles, il se trouvait pour cette raison hors de mon plan d'instruction. — Il semble que, rattaché en général aux mêmes usages, le sens du goût, comme celui de l'odorat, devait être également étranger à mon but. Je ne le pensais point ainsi considérant le sens du goût, non sous le point de vue des fonctions très limitées que lui a assignées la nature, mais sous le rapport des jouissances aussi variées que nombreuses dont la civilisation l'a rendu l'organe, il dut me paraître avantageux de le développer, ou plutôt de le pervertir. Je crois inutile d'énumérer, ici, tous les expédients auxquels j'eus recours pour atteindre à ce but, et au moyen desquels, je parvins en très peu de temps à éveiller le goût de notre sauvage, pour une foule de mets qu'il avait jusqu'alors constamment dédaignés. Néanmoins au milieu des nouvelles acquisitions de ce sens, Victor ne témoigna aucune de ces préférences avides, qui constituent la gourmandise. Bien différent de ces hommes qu'on a nommés sauvages, et qui dans un demi-degré de civilisation, présentent tous les vices des grandes sociétés, sans en offrir les avantages, Victor, en s'habituant à de nouveaux mets, est resté indifférent à la boisson des liqueurs fortes, et cette indifférence s'est changée en aversion, à la suite d'une méprise, dont l'effet et les circonstances méritent peut-être d'être rapportées. Victor dinait avec moi en ville. A la fin du repas, il prit de son propre mouvement une carafe qui contenait une liqueur des plus fortes, mais qui, n'ayant ni couleur ni odeur, ressemblait parfaitement à de l'eau. Notre sauvage la prit pour elle et s'en versa un demi-verre, et pressé sans doute par la soif, en avala brusquement près de la moitié, avant que l'ardeur produite dans l'estomac par ce liquide, l'avertit de la méprise. Mais, rejetant tout à coup le verre et la liqueur, il se lève furieux, ne fait qu'un saut de sa place à la porte de la chambre, et se met à hurler et à courir dans les corridors et l'escalier de la maison, revenant sans cesse sur ses pas, pour recommencer le même circuit; semblable à un animal profondément blessé, qui cherche, dans la rapidité de sa course, non pas comme le disent les poètes, à fuir le trait qui le déchire, mais à distraire, par de grands mouvements, une douleur, au soulagement de laquelle, il ne peut appeler, comme l'homme, une main bienfaisante.

§ XVI. Cependant malgré son aversion pour les liqueurs, Victor a pris quelque goût pour le vin, sans qu'il paraisse néanmoins en sentir vivement la privation, quand on ne lui en donne pas. Je crois même qu'il a toujours conservé pour l'eau une préférence marquée. La manière dont il la boit semble annoncer qu'il y trouve un plaisir des plus vifs, mais qui tient sans doute à quelque autre cause qu'aux jouissances de l'organe du goût. Presque toujours à la fin de son diner, alors même qu'il n'est plus pressé par la soif, on le voit avec l'air d'un gourmet qui apprête son verre pour une liqueur exquise, remplir le sien d'eau pure, la prendre par gorgées et l'avaler goutte àgoutte. Mais ce qui ajoute beaucoup d'intérêt à cette scène, c'est le lieu où elle se passe. C'est près de la fenêtre, debout, les yeux tournés vers la campagne, que vient se placer notre buveur; comme si dans ce moment de délectation, cet enfant de la nature cherchait à réunir les deux uniques biens qui aient survécu à la perte de sa liberté, la boisson d'une eau limpide et la vue du soleil et de la campagne.

§ XVII Ainsi s'opéra le perfectionnement des sens. Tous, à l'exception de celui de l'ouie, sortant de leur longue habitude, s'ouvrirent à des perceptions nouvelles, et portèrent dans l'âme du jeune sauvage une foule d'idées jusqu'alors inconnues. Mais ces idées ne laissaient dans son cerveau qu'une trace fugitive; pour les y fixer, il fallait y graver leurs signes respectifs, ou, pour mieux dire, la valeur de ces signes. Victor les connaissait déjà parce que j'avais fait marcher de front la perception des objets et de leurs qualités sensibles, avec la lecture des mots qui les représentaient, sans chercher néanmoins à en déterminer le sens. Victor, instruit à distinguer par le toucher un corps rond d'avec un corps aplati; par les yeux, du papier rouge d'avec du papier blanc ; par le goût, une liqueur acide d'une liqueur douce, avait en même temps appris à distinguer, les uns des autres, les noms qui expriment ces différentes perceptions, mais sans connaître la valeur représentative de ces signes. Cette connaissance, n'étant plus du domaine des sens externes, il fallait recourir aux facultés de l'esprit, et lui demander compte si je puis m'exprimer ainsi, des idées que lui avaient fournies ces sens. C'est ce qui devint l'objet d'une nouvelle branche d'expériences, qui sont la matière de la série suivante.

IIe SÉRIE

Développement des fonctions intellectuelles.

§ XVIII. Quoique présentés à part, les faits dont se compose la série que nous venons de parcourir, se lient, sous beaucoup de rapports, à ceux qui vont faire la matière de celle-ci. Car telle est, Monseigneur, la connexion intime qui unit l'homme physique à l'homme intellectuel, que, quoique leurs domaines respectifs paraissent et soient en effet très distincts, tout se confond dans les limites par lesquels s'entre-touchent ces deux ordres de fonctions. Leur développement est simultané, et leur influence réciproque. Ainsi pendant que je bornais mes efforts à mettre en exercice les sens de notre sauvage, l'esprit prenait sa part des soins exclusivement donnés à l'éducation de ces organes, et suivait le même ordre de développement. On conçoit en effet qu'en instruisant les sens à percevoir et à distinguer de nouveaux objets, je forçais l'attention à s'y arrêter, le jugement à les comparer, et la mémoire à les retenir. Ainsi rien n'était indifférent dans ces excercices; tout allait à l'esprit; tout mettait en jeu les facultés de l'intelligence et les préparait au grand œuvre de la communication des idées. Déjà je m'étais assuré qu'elle était possible, en obtenant de l'élève qu'il désignât l'objet de ses besoins, au moyen de lettres arrangées de manière à donner le mot de la chose qu'il désirait. J'ai rendu compte, dans mon opuscule sur cet enfant, de ce premier pas fait dans la connaissance des signes écrits; et je n'ai pas craint de le signaler comme une époque importante de son éducation, comme le succès le plus doux et le plus brillant qu'on ait jamais obtenu sur un être tombé, comme celui-ci, dans le dernier degré de l'abrutissement. Mais des observations subséquentes, en m'éclairant sur la nature de ce résultat, vinrent bientôt affaiblir les espérances que j'en avais conçues. Je remarquerai que Victor, au lieu de reproduire certains mots avec lesquels je l'avais familiarisé, pour demander les objets qu'ils exprimaient et manifester le désir ou le besoin qu'il en éprouvait, n'y avait recours que dans certains moments, et toujours à la vue de l'objet désiré. Ainsi, par exemple, quelque vif que fût son goût pour le lait, ce n'était qu'au moment où il avait coutume d'en prendre, et à l'instant même où il voyait qu'on allait lui en présenter, que le mot de cet aliment préféré était émis, ou plutôt formé selon la manière convenable. Pour éclairer le soupçon que m'inspira cette sorte de réserve, j'essayai de retarder l'heure de son déjeûner et ce fut en vain que j'attendis de l'élève la manifestation écrite de ses besoins quoique devenus plus urgents. Ce ne fut que lorsque la tasse parut que le mot *lait* fut formé. J'eus recours à une autre épreuve : au milieu de son déjeuner, et sans donner à ce procédé aucune apparence de châtiment, j'enlevai la tasse qui contenait le lait, et l'enfermai dans une armoire. Si le mot *lait* eût été pour Victor le signe distinct de la chose et l'expression du besoin qu'il en avait, nul doute qu'après cette privation subite, le besoin continuant à se faire sentir, le mot *lait* n'eût été de suite reproduit. Il ne le fut point; et j'en conclus que la formation de ce signe, au lieu d'être pour l'élève l'expression de ses besoins, n'était qu'une sorte d'exercice préliminaire, dont il faisait machinalement précéder la satisfaction de ses appétits. Il fallait donc revenir sur nos pas et travailler sur de nouveaux frais. Je m'y résignai courageusement, persuadé que si je n'avais pas été compris par mon élève, la faute en était à moi plutôt qu'à lui. En réfléchissant, en effet, sur les causes qui pouvaient donner lieu à cette acception défectueuse des signes écrits, je reconnus n'avoir pas apporté, dans ces premiers exemples de l'énonciation des idées, l'extrême simplicité que j'avais mise dans le début de mes autres moyens d'instruction, et qui en avait assuré le succès. Ainsi quoique le mot *lait* ne soit pour nous qu'un signe simple, il pouvait être pour Victor l'expression confuse de ce liquide alimentaire, du vase qui le contenait, et du désir dont il était l'objet.

§. XIX. Plusieurs autres signes avec lesquels je l'avais familiarisé, présentaient, quant à leur application, le même défaut de précision. Un vice encore plus notable tenait à notre procédé d'énonciation. Elle se faisait, comme je l'ai déjà dit, en disposant sur une même ligne et dans un ordre convenable, des lettres métalliques, de manière à donner le nom de chaque objet. Mais ce rapport qui existait entre la chose et le mot, n'était point assez immédiat pour être complètement saisi par l'élève. Il fallait, pour faire disparaître cette difficulté, établir entre chaque objet et son signe, une liaison plus directe et une sorte d'identité qui les fixât simultanément dans la mémoire; il fallait encore que les objets admis les premiers à cette nouvelle méthode d'énonciation, fussent réduits à leur plus grande simplicité, afin que leurs signes ne puissent porter, en aucune manière, sur leurs accessoires. En conséquence de ce plan, je disposai sur les tablettes d'une bibliothèque, plusieurs objets simples, tels qu'une plume, une clef, un couteau, une boîte, etc., placés immédiatement sur une carte où était tracé leur nom. Ces noms n'étaient pas nouveaux pour l'élève; il les connaissait déjà, et avait appris à les distinguer les uns des autres, d'après le mode de lecture que j'ai indiqué plus haut.

§ XX. Il ne s'agissait donc plus que de familiariser ses yeux avec l'apposition respective de chacun de ces noms au-dessous de l'objet qu'il représentait. Cette disposition fut bientôt saisie; et j'en eus la preuve, lorsque, déplaçant tous ces objets, et replaçant d'abord les étiquettes dans un autre ordre, je vis l'élève remettre soigneusement chaque chose sur son nom. Je diversifiai mes épreuves; et cette diversité me donna lieu de faire plusieurs observations relatives au degré d'impression que faisait, sur le sensorium de notre sauvage, l'image de ses signes écrits. Ainsi, lorsque laissant tous ces objets dans l'un des coins de la chambre et emportant dans un autre toutes les étiquettes, je voulais, en les montrant successivement à Victor, l'engager à m'aller quérir chaque objet dont je lui montrais le mot écrit, il fallait pour qu'il pût m'apporter la chose, qu'il ne perdît pas de vue, un seul instant, les caractères qui servaient à la désigner. S'il s'éloignait assez pour ne plus être à portée de lire l'étiquette ; si, après la lui avoir bien montrée, je la couvrais de ma main ; aussitôt l'image du mot échappait à l'élève, qui, prenant un air d'inquiétude et d'anxiété, saisissait au hasard le premier objet qui lui tombait sous la main.

§ XXI. Le résultat de cette expérience était peu encourageant, et m'eût en effet complètement découragé, si je ne me fusse aperçu, en la répétant fréquemment, que la durée de l'impression devenait insensiblement beaucoup moins courte dans le cerveau de mon élève. Bientôt il ne fallut plus que jeter rapidement les yeux sur le mot que je lui désignais, pour aller, sans hâte comme sans méprise, me chercher l'objet demandé. Au bout de quelque temps, je pus faire l'expérience plus en grand, en l'envoyant de mon appartement dans sa chambre, pour y chercher de même un objet quelconque dont je lui montrais le nom. La durée de la perception se trouve d'abord beaucoup plus courte que la durée du trajet ; mais Victor, par un acte d'intelligence bien digne de remarque, chercha et trouva dans l'agilité de ses jambes un moyen sûr de rendre la durée de l'impression plus longue que celle de la course. Dès qu'il avait bien lu, il partait comme un trait ; et je le voyais revenir, un instant après, tenant à la main l'objet demandé. Plus d'une fois cependant, le souvenir du mot lui échappait en chemin ; je l'entendais alors s'arrêter dans sa course, et reprendre le chemin de mon appartement, où il arrivait d'un air timide et confus. Quelquefois, il lui suffisait de jeter les yeux sur la collection entière des noms, pour reconnaître et retenir celui qui lui était échappé ; d'autres fois, l'image du nom s'était tellement effacée de sa mémoire, — qu'il fallait que je le lui montrasse de nouveau : ce qu'il exigeait de moi, en prenant ma main et me faisant promener mon doigt indicateur sur toute cette série de noms, jusqu'à ce que je lui eusse désigné celui qu'il avait oublié.

§ XXII. Cet exercice fut suivi d'un autre, qui, offrant plus de travail à la mémoire, contribua plus puissamment à la développer. Jusque-là je m'étais borné à demander un seul objet à la fois; j'en demandai d'abord deux, puis trois, et puis ensuite quatre, en désignant un pareil nombre de signes à l'élève, qui, sentant la difficulté de les retenir tous, ne cessait de les parcourir avec une attention avide, jusqu'à ce que je les dérobasse tout-à-fait à ses yeux. Dès lors, plus de délai ni d'incertitude; il prenait à la hâte le chemin de sa chambre, d'où il rapportait les objets demandés. Arrivé chez moi, son premier soin, avant de me les donner, était de reporter avec vivacité ses yeux sur la liste, de la confronter avec les objets dont il était porteur, et qu'il ne me remettait qu'après s'être assuré, par cette épreuve, qu'il n'y avait ni omission, ni méprise. Cette dernière expérience donna d'abord des résultats très-variables; mais à la fin, les difficultés qu'elle présentait, furent surmontées à leur tour. L'élève, alors sûr de sa mémoire, dédaignant l'avantage que lui donnait l'agilité de ses jambes, se livrait paisiblement à cet exercice, s'arrêtait souvent dans le corridor, mettait la tête à la fenêtre qui est à l'une des extrémités, saluait, de quelques cris aigus, le spectacle de la campagne, qui se déploie de ce côté dans un magnifique lointain, reprenait le chemin de sa chambre, y faisait sa petite cargaison, renouvelait son hommage aux beautés toujours regrettées de la nature, et rentrait chez moi bien assuré de l'exactitude de son message.

§ XXIII. C'est ainsi que, rétablie dans toute la latitude de ses fonctions, la mémoire parvint à retenir les signes de la pensée, tandis que, d'un autre côté, l'intelligence en saisissait toute la valeur. Telle fut du moins la conclusion que je crus devoir tirer des faits précédents, lorsque je vis Victor se servir à chaque instant, soit dans nos exercices, soit spontanément, des différents mots dont je lui avais appris le sens, nous demander les divers objets dont ils étaient la représentation, montrant ou donnant la chose lorsqu'on lui faisait lire le mot, ou indiquant le mot lorsqu'on lui présentait la chose. Qui pourrait croire que cette double épreuve ne fût pas plus que suffisante pour m'assurer qu'à la fin j'étais arrivé au point pour lequel il m'avait fallu retourner sur mes pas et faire un si grand détour? ce qui m'arriva à cette époque me fit croire, un moment, que j'en étais plus éloigné que jamais.

§ XXIV. Un jour que j'avais amené Victor chez moi, et que je l'envoyais, comme de coutume, me quérir dans sa chambre plusieurs objets que je lui désignais sur son catalogue, je m'avisai de fermer ma porte à double tour, et de retirer la clef de la serrure, sans qu'il s'en aperçût. Cela fait, je revins dans mon cabinet, où il était et déroulant son catalogue, je lui demandai quelques-uns des objets dont les noms s'y trouvaient écrits, avec l'attention de n'en désigner aucun, qui ne fût pareillement dans mon appartement. Il partit de suite; mais ayant trouvé la porte fermée, et cherché vainement la clef de tous côtés, il vint auprès de moi, prit ma main et me conduisit jusqu'à la porte d'entrée, comme pour me faire voir qu'elle ne pouvait s'ouvrir. Je feignis d'en être surpris, de chercher la clef partout, et même de me donner beaucoup de mouvement pour ouvrir la porte de force; enfin, renonçant à ces vaines tentatives, je remenai Victor dans mon cabinet, et lui montrant de nouveau les mêmes mots je l'invitai. par signes, à voir autour de lui s'il ne se présenterait point de pareils objets. Les mots désignés étaient bâton, soufflet, brosse, verre, couteau. Tous ces objets se trouvaient placés isolément dans mon cabinet, mais de manière cependant à être facilement aperçus, Victor les vit, et ne toucha à aucun. Je ne réussis pas mieux à les lui faire reconnaitre en les rassemblant sur une table et ce fut inutilement que je les demandai l'un après l'autre, en lui en montrant successivement les noms. Je pris un autre moyen : je découpai avec des ciseaux les noms des objets, qui, convertis ainsi en de simples étiquettes, furent mis dans les mains de Victor; et le ramenant par-là aux premiers essais de ce procédé, je l'engageai à mettre sur chaque chose le nom qui servait à la désigner. Ce fut en vain; et j'eus l'inexprimable déplaisir de voir mon élève méconnaitre tous ces objets, ou plutôt les rapports qui les liaient à leurs signes, et, avec un air stupéfait qui ne peut se décrire, promener ses regards insignifiants sur tous ces caractères, redevenus pour lui inintelligibles. Je me sentais défaillir d'impatience et de découragement.

J'allai m'asseoir à l'extrémité de la chambre, et considérant avec amertume cet être infortuné, que la bizarrerie de son sort réduisait à la triste alternative, ou d'être relégué, comme un véritable idiot, dans quelques-uns de nos hospices, ou d'acheter, par des peines inouies, un peu d'instruction inutile encore à son bonheur, « Malheureux », lui dis-je, comme s'il eût pu m'entendre, et avec un véritable serrement de cœur, « puisque mes peines sont « perdues et tes efforts infructueux, reprends, avec le « chemin de tes forêts, le goût de ta vie primitive ; ou si « tes nouveaux besoins te mettent dans la dépendance de « la Société, expie le malheur de lui être inutile, et va « mourir à Bicêtre, de misère et d'ennui. » Si j'avais moins connu la portée de l'intelligence de mon élève, j'aurais pu croire que j'avais été pleinement compris ; car à peine, avais-je achevé ces mots, que je vis, comme cela arrive dans ses chagrins les plus vifs, sa poitrine se soulever avec bruit, ses yeux se fermer, et un ruisseau de larmes s'échapper à travers ses paupières rapprochées.

§ XXV. J'avais souvent remarqué que de pareilles émotions, quand elles allaient jusqu'aux larmes, formaient une espèce de crise salutaire, qui développait subitement l'intelligence, et la rendait apte à surmonter, immédiatement après, telle difficulté qui avait paru insurmontable quelques instants auparavant. J'avais aussi observé que si, dans le fort de cette émotion, je quittais tout à coup le son des reproches, pour y substituer des manières caressantes et quelques mots d'amitié et d'encouragement, j'obtenais alors un surcroit d'émotion, qui doublait l'effet que j'en attendais. L'occasion était favorable, et je me hâtai d'en profiter. Je me rapprochai de Victor ; je lui fis entendre des paroles affectueuses, que je prononçai dans des termes propres à lui en faire saisir le sens, et que j'accompagnai de témoignages d'amitié plus intelligibles encore. Ses pleurs redoublèrent, accompagnées de soupirs et de sanglots ; tandis que redoublant moi-même de caresses, je portais l'émotion au plus haut point, et faisais, si je puis m'exprimer ainsi, frémir jusqu'à la dernière fibre sensible de l'homme moral. Quand tout cet excitement fut entièrement calmé, je replaçai les mêmes objets sous les yeux de Victor, et l'engageai à me les désigner l'un après l'autre, au fur et à mesure que je lui en montrai successivement les noms. Je commençai par lui demander le livre; il le regarda d'abord assez longtemps, fit un mouvement pour y porter la main, en cherchant à surprendre, dans mes yeux, quelques signes d'approbation ou d'improbation, qui fixât ses incertitudes. Je me tins sur mes gardes et ma physionomie fut muette. Réduit donc à son propre jugement, il en conclut que ce n'était point là l'objet demandé, et ses yeux allèrent cherchant de tous côtés dans la chambre, ne s'arrêtant cependant que sur les livres qui étaient disséminés sur la table et la cheminée.

Cette espèce de revue fut pour moi un trait de lumière. J'ouvris de suite une armoire qui était pleine de livres, et j'en tirai une douzaine, parmi lesquels j'eus l'attention d'en faire entrer un, qui ne pouvait qu'être exactement semblable à celui que Victor avait laissé dans sa chambre, le voir, y porter brusquement la main, me le présenter d'un air radieux, ne fut pour Victor que l'affaire d'un moment.

§ XXVI. Je bornai là cette épreuve, le résultat suffisait pour me redonner des espérances que j'avais trop légèrement abandonnées, et pour m'éclairer sur la nature des difficultés qu'avait fait naître cette expérience. Il était évident, que mon élève, loin d'avoir conçu une fausse idée de la valeur des signes, en faisait seulement une application trop rigoureuse. Il avait pris mes leçons à la lettre; et de ce que je m'étais borné à lui donner la nomenclature des objets contenus dans sa chambre, il s'était persuadé que ces objets étaient les seuls auxquels elle fut applicable. Ainsi, tout livre qui n'était pas celui qu'il avait dans sa chambre, n'était pas un livre pour Victor; et pour qu'il pût se décider à lui donner le même nom, il fallait qu'une ressemblance parfaite établit entre l'un et l'autre une identité visible. Bien différent, dans l'application des mots, des enfants qui, commençant à parler, donnent aux noms individuels la valeur des noms génériques dans le sens restreint des noms individuels. D'où pouvait venir cette étrange différence ? Elle tenait, si je ne me trompe, à une sagacité d'observation visuelle, résultat nécessaire de l'éducation particulière donnée au sens de la vue. J'avais tellement exercé cet organe, à saisir, par des comparaisons analytiques, les qualités apparentes des corps et leurs différences de dimension, de couleur, de conformation, qu'entre deux corps identiques, il se trouvait toujours, pour des yeux ainsi exercés, quelques points de dissemblance, qui faisaient croire à une différence essentielle. L'origine de l'erreur, ainsi déterminée, il devenait facile d'y remédier ; c'était d'établir l'identité des objets; en démontrant à l'élève l'identité de leurs usages ou leurs propriétés ; c'était de lui faire voir quelles qualités communes valent le même nom à des choses en apparence différentes ; en un mot, il s'agissait de lui apprendre à considérer les objets non plus sous le rapport de leur différence, mais d'après leurs points de contact.

§ XXVII. Cette nouvelle étude fut une espèce d'introduction à l'art des rapprochements. L'élève s'y livra d'abord avec si peu de réserve, qu'il pensa s'égarer de nouveau, en attachant la même idée, et en donnant le même nom à des objets qui n'avaient d'autres rapports entre eux que l'analogie de leurs formes ou de leurs usages. C'est ainsi que sous le nom de livre, il désigna indistinctement une main de papier, un cahier, un journal, un registre, une brochure ; que tout morceau de bois étroit et long fut appelé bâton, que tantôt il donnait le nom de brosse au balai et celui de balai à la brosse et que bientôt, si je n'avais réprimé cet abus des rapprochements, j'aurais vu Victor se borner à l'usage d'un petit nombre de signes, qu'il eût appliqués, sans distinction, à une foule d'objets tout à fait différents, et qui n'ont de commun entre eux que quelques-unes des qualités ou propriétés générales des corps.

§ XXVIII. Au milieu de ces méprises, ou plutôt de ces oscillations d'une intelligence tendant sans cesse au repos, et sans cesse mue par des moyens artificiels, je crus voir se développer une de ces facultés caractéristiques de l'homme, et de l'homme pensant, la faculté d'inventer. En considérant les choses sous le point de vue de leur analogie ou de leurs qualités communes, Victor en conclut que, puisqu'il y avait entre divers objets, ressemblance de formes, il devait y avoir, dans quelques circonstances, identité d'usage et de fonctions. Sans doute la conséquence était un peu hasardée ; mais elle donnait lieu à des jugements qui, lors même qu'ils se trouvaient évidemment défectueux, devenaient pour lui autant de nouveaux moyens d'instruction. Je me souviens qu'un jour, où je lui demandai par écrit un couteau, il se contenta, après en avoir cherché un pendant quelque temps, de me présenter un rasoir qu'il alla quérir dans une chambre voisine. Je feignis de m'en accommoder ; et quand sa leçon fut finie, je lui donnai à goûter, comme à l'ordinaire, et j'exigeai qu'il coupât son pain, au lieu de le diviser avec ses doigts, selon son usage. A cet effet, je lui tendis le rasoir qu'il m'avait donné sous le nom de couteau. Il se montra conséquent, et voulut en faire le même usage ; mais le peu de fixité de la lame l'en empêcha. Je ne crus pas la leçon complète : je pris le rasoir et le fit servir, en la présence même de Victor, à son véritable usage. Dès lors cet instrument n'était plus et ne devait plus être à ses yeux un couteau. Il me tardait de m'en assurer. Je repris son cahier, je montrai le mot couteau, et l'élève me montra de suite celui qu'il tenait dans sa main, et que je lui avais donné à l'instant où il n'avait pu se servir du rasoir. Pour que ce résultat fût complet, il me fallait faire la contre-épreuve ; il fallait que, mettant le cahier entre les mains de l'élève et touchant de mon côté le rasoir, Victor ne m'indiquât aucun mot, attendu qu'il ignorait encore celui de cet instrument ; c'est aussi ce qui arriva.

§ XXIX. D'autres fois, les remplacements dont il s'avisait supposaient des rapprochements comparatifs beaucoup plus bizarres. Je me rappelle que dinant un jour en ville, et voulant recevoir une cuillerée de lentilles qu'on lui présentait, au moment où il n'y avait plus d'assiettes ni de plats sur la table, il s'avisa d'aller prendre sur la cheminée et d'avancer, ainsi qu'il l'eût fait d'une assiette, un petit dessin sous verre, de forme circulaire, entouré d'un cadre dont le rebord uni et saillant ne ressemblait pas mal à celui d'une assiette.

§ XXX. Mais très souvent ses expédients étaient plus heureux, mieux trouvés, et méritaient à plus juste titre, le nom d'invention. Je ne crains pas de donner ce nom à la manière dont il se pourvut un jour d'un porte-crayon. Une seule fois, dans mon cabinet, je lui avais fait faire usage de cet instrument, pour fixer un petit morceau de craie qu'il ne pouvait tenir du bout de ses doigts. Peu de jours après, la même difficulté se présenta ; mais Victor était dans sa chambre, et il n'avait pas là de porte-crayon pour tenir sa craie. Je le donne à l'homme le plus industrieux ou le plus inventif, de dire ou plutôt de faire ce qu'il fit pour s'en procurer un. Il prit un ustensile de rôtisseur, employé dans les bonnes cuisines, autant que superflu dans celle d'un pauvre sauvage, et qui, pour cette raison, restait oublié et rongé de rouille au fond d'une petite armoire, une lardoire enfin. Tel fut l'instrument qu'il prit pour remplacer celui qui lui manquait et qu'il sut, par une seconde inspiration d'une imagination vraiment créatrice, convertir en un véritable porte-crayon en remplaçant les coulants par quelques tours de fil. Pardonnez, MONSEIGNEUR, l'importance que je mets à ce fait. Il faut avoir éprouvé toutes les angoisses d'une instruction aussi pénible ; il faut avoir suivi et dirigé cet homme plante dans ses laborieux développements, depuis le premier acte de l'attention, jusqu'à cette première étincelle de l'imagination, pour se faire une idée de la joie que j'en ressentis et me trouver pardonnable de produire encore en ce moment avec une sorte d'ostentation, un fait aussi simple et aussi ordinaire. Ce qui ajoutait encore à l'importance de ce résultat, considéré comme une preuve du mieux actuel, et comme une garantie d'une amélioration future, c'est qu'au lieu de se présenter avec un isolement qui eût pu le faire regarder comme accidentel, il se groupait avec une foule d'autres, moins piquants sans doute, mais qui, venus à la même époque et émanés évidemment de la même source, s'offrait aux yeux d'un observateur attentif, comme des résultats divers d'une impulsion générale. Il est en effet digne de remarque que, dès ce moment, disparurent spontanément une foule d'habitudes routinières que l'élève avait contractées dans sa manière de vaquer aux petites occupations qu'on lui avait prescrites. Tout en s'abstenant sévèrement de faire des rapprochements forcés, et de tirer des conséquences éloignées, on peut du moins, je pense, soupçonner que la nouvelle manière d'envisager les choses, faisant naître l'idée d'en faire de nouvelles applications, dût nécessairement forcer l'élève à sortir du cercle uniforme de ces habitudes en quelque sorte automatiques.

§ XXXI. Bien convaincu enfin que j'avais complètement établi dans l'esprit de Victor le rapport des objets avec leurs signes, il ne me restait plus qu'à en augmenter successivement le nombre. Si l'on a bien saisi le procédé par lequel j'étais parvenu à établir la valeur des premiers signes, on aura dû prévoir que ce procédé ne pouvait s'appliquer qu'aux objets circonscrits et de peu de volume, et qu'on ne pouvait étiqueter de même un lit, une chambre, un arbre, une personne, ainsi que les parties constituantes et inséparables d'un tout. Je ne trouvai aucune difficulté à faire comprendre le sens de ces nouveaux mots, quoique je ne puisse les lier visiblement aux objets qu'ils représentaient comme dans les expériences précédentes. Il me suffisait pour être compris, d'indiquer du doigt le mot nouveau, et de montrer de l'autre main l'objet auquel le mot se rapportait. J'eus un peu plus de peine à faire entendre la nomenclature des parties qui entrent dans la composition d'un tout. Ainsi, les mots, doigts, mains, avant-bras, ne purent, pendant longtemps, offrir à l'élève aucun sens distinct. Cette confusion dans l'attribution des signes, tenait évidemment à ce que l'élève n'avait point encore compris que les parties d'un corps, considérées séparément, formaient à leur tour des objets distincts, qui avaient leur nom particulier. Pour lui en donner l'idée, je pris un livre relié, j'en arrachai les couvertures, et j'en détachai plusieurs feuilles. A mesure que je donnai à Victor, chacune de ces parties séparées, j'en écrivais le nom sur la planche noire ; puis reprenant dans sa main ces divers débris, je m'en faisais à mon tour indiquer les noms. Quand ils se furent bien gravés dans sa mémoire, je remis à leur place les parties séparées, et lui en redemandant les noms, il me les désigna comme auparavant ; puis, sans lui en présenter aucun en particulier et lui montrant le livre en totalité, je lui en demandai le nom : il m'indiqua du doigt le mot livre.

§ XXXII. Il n'en fallait pas davantage pour lui rendre familière la nomenclature des diverses parties des corps composés ; et pour que, dans les démonstrations que je lui en faisais, il ne confondît pas les noms propres à chacune des parties avec le nom général de l'objet, j'avais soin, en montrant les premières de les toucher chacune immédiatement, et je me contentais, pour l'application du nom général, d'indiquer la chose vaguement sans y toucher.

§ XXXIII. De cette démonstration, je passai à celle des qualités des corps. J'entrais ici dans le champ des abstractions, et j'y entrais avec la crainte de ne pouvoir y pénétrer ou de m'y voir bientôt arrêté par des difficultés insurmontables. Il ne s'en présenta aucune ; et ma première démonstration fut saisie d'emblée, quoiqu'elle portât sur l'une des qualités, les plus abstraites des corps, celle de l'étendue. Je pris deux livres reliés de même, mais de format différent : l'un était un *in*-18°, l'autre un *in*-8°. Je touchai le premier. Victor ouvrit son cahier et désigna du doigt le mot *livre*. Je touchai le second, l'élève indiqua de nouveau le même mot. Je recommençai plusieurs fois et toujours avec le même résultat. Je pris ensuite le plus petit livre et le présentant à Victor je lui fit étendre sa main à plat sur la couverture : elle en était presque entièrement couverte ; je l'engageai alors à faire la même chose sur le volume *in*-8° : sa main en couvrait à peine la moitié. Pour qu'il ne pût se méprendre sur mon intention, je lui montrai la partie qui restait à découvert et l'engageai à allonger les doigts vers cet endroit : ce qu'il ne pût faire sans découvrir une portion égale à celle qu'il recouvrait. Après cette expérience ; qui démontrait à mon élève, d'une manière si palpable, la différence d'étendue de ces deux objets, j'en demandai de nouveau le nom. Victor hésita ; il sentit que le même nom ne pouvait plus s'appliquer indistinctement à deux choses qu'il venait de trouver si inégales. C'était là ou je l'attendais. J'écrivis alors sur deux cartes le mot *livre*, et j'en déposai une sur chaque livre. J'écrivis ensuite sur une troisième le mot *grand*, et le mot *petit* sur une quatrième ; je les plaçais à côté des premières, l'une sur le volume *in*-8°, et l'autre sur le volume *in*-18°. Après avoir fait remarquer cette disposition à Victor, je repris les étiquettes, les mêlai pendant quelque temps, et les lui donnai ensuite pour être replacées. Elle le furent convenablement.

§ XXXIV. Avais-je été compris ? le sens respectif des mots *grand* et *petit* avait-il été saisi ? Pour en avoir la certitude et la preuve complète, voici comment je m'y pris. Je me fis apporter deux clous de longueur inégale ; je les fis comparer à peu près de la même manière que je l'avais fait pour les livres. Puis ayant écrit sur deux cartes le mot *clou* , je les lui présentai, sans y ajouter les deux adjectifs *grand* et *petit*, espérant que, si ma leçon précédente avait été bien saisie, il appliquerait aux clous les mêmes signes de grandeur relative qui lui avaient servi à établir la différence de dimension des deux livres. C'est ce qu'il fit avec une promptitude qui rendit la preuve plus concluante encore. Tel fut le procédé par lequel je lui donnai l'idée des qualités d'étendue. Je l'employai avec le même succès pour rendre intelligibles les signes qui représentent les autres qualités sensibles des corps, comme celles de couleur, de pesanteur, de résistance, etc.

§ XXXV. Après l'explication de l'adjectif, vint celle du verbe. Pour le faire comprendre à l'élève, je n'eus qu'a soumettre un objet dont il connaissait le nom, à plusieurs sortes d'actions que je désignais, à mesure que je les exécutais, par l'infinitif du verbe qui exprime cette action. Je prenais une clef, par exemple; j'en écrivais le nom sur une planche noire; puis la *touchant*, la *jetant*, la *ramassant*, la *portant aux lèvres*, la *remettant* à sa place, etc., j'écrivais, en même temps que j'exécutais chacune de ces actions, sur une colonne, à côté du mot *clef*, les verbes *toucher, jeter, ramasser, baiser, replacer*, etc. Je substituais ensuite au mot *clef* le nom d'un autre objet, que je soumettais aux mêmes fonctions, pendant que je montrais avec le doigt les verbes déjà écrits. Il arrivait souvent qu'en remplaçant ainsi au hasard un objet par un autre pour le rendre le régime des mêmes verbes, il y avait, entre eux et la nature de l'objet, une telle incompatibilité que l'action demandée devenait ou bizarre ou impossible. L'embarras où se trouvait alors l'élève tournait presque toujours à son avantage, autant qu'à ma propre satisfaction, en nous fournissant, à lui, l'occasion d'exercer son discernement et à moi celle de recueillir de nouvelles preuves de son intelligence. Un jour par exemple, que par suite des changements successifs du régime des verbes, je me trouvais avoir ces étranges associations de mots, *déchirer pierre, couper tasse, manger balai*, il se tira fort bien d'embarras, en changeant les deux actions indiquées par les deux premiers verbes en deux autres moins incompatibles avec la nature de leur régime. En conséquence, il prit un marteau pour rompre la pierre, et laissa tomber la tasse pour la casser. Parvenu au troisième verbe et ne pouvant lui trouver de remplaçant, il en chercha un au régime, prit un morceau de pain et le mangea.

§ XXXVI. Réduits à nous trainer péniblement et par les circuits infinis dans l'étude de ces difficultés grammaticales, nous faisions marcher de front, comme un moyen d'instruction auxiliaire et de diversion indispensable, l'exercice de l'écriture. Le début de ce travail m'offrit des difficultés sans nombre auxquelles je m'étais attendu. L'écriture est un exercice d'imitation et l'imitation était à naitre chez notre sauvage. Ainsi lorsque je lui donnai pour la première fois un morceau de craie que je disposai convenablement au bout de ses doigts, je ne pus obtenir aucune ligne, aucun trait qui supposât dans l'élève l'intention d'imiter ce qu'il me voyait faire. Il fallait donc ici rétrograder encore, et chercher à tirer de leur inertie les facultés imitatives, en les soumettant, comme toutes les autres, à une sorte d'éducation graduelle. Je procédai à l'exécution de ce plan en exerçant Victor à des actes d'une imitation grossière, comme de lever les bras, d'avancer le pied de s'asseoir, de se lever en même temps que moi, puis d'ouvrir la main, de la fermer, et de répéter avec ses doigts une foule de mouvements d'abord simples, puis combinés, que j'exécutais devant lui. J'armai ensuite sa main, de même que la mienne, d'une longue baguette taillée en pointe, que je lui faisais tenir comme une plume à érire, dans la double intention de donner plus de force et d'aplomb à ses doigts, par la difficulté de tenir en équilibre ce simulacre de plume et de lui rendre visibles et par conséquent susceptibles d'imitation jusques aux moindres mouvements de la baguette.

§ XXXVII. Ainsi disposés par des exercices préliminaires nous nous mîmes à la planche noire, munis chacun d'un morceau de craie; et plaçant nos deux mains à la même hauteur je commençai par descendre lentement et verticalement vers la base du tableau. L'élève en fit autant, en suivant exactement la même direction, et partageant son attention entre sa ligne et la mienne et portant sans relâche ses regards de l'une à l'autre, comme s'il eût voulu en collationner successivement tous les points. Le résultat de notre composition fut deux lignes exactement parallèles. Mes leçons subséquentes ne furent qu'un développement du même procédé: je n'en parlerai pas. Je dirai seulement que le résultat fut tel, qu'au bout de quelques mois, Victor sut copier les mots dont il connaissait déjà la valeur, bientôt après les reproduire de mémoire et se servir enfin de son écriture toute informe qu'elle était et qu'elle est restée, pour exprimer ses besoins, solliciter les moyens de les satisfaire, et saisir par la même voie l'expression des besoins ou de la volonté des autres.

§ XXXVIII. En considérant mes expériences comme un véritable cours d'imitation, je crus devoir ne pas le borner à des actes d'une imitation manuelle. J'y fis entrer plusieurs procédés qui n'avaient aucun rapport au mécanisme de l'écriture, mais dont l'effet était beaucoup plus propre à exercer l'intelligence. Tel est entre autres celui-ci: je traçais sur une planche noire deux cercles à peu près égaux l'un vis-à-vis de moi, et l'autre en face de Victor. Je disposais, sur six ou huit points de la circonférence de ces cercles, six ou huit lettres de l'alphabet, les mêmes dans les cercles, mais placées diversement. Je traçais ensuite dans l'un des cercles plusieurs lignes qui allaient aboutir aux lettres placées sur sa circonférence: Victor en faisait autant sur l'autre cercle. Mais par suite de la différente disposition des lettres, il arrivait que l'imitation la plus exacte donnait néanmoins une figure toute différente de celle que je lui offrais pour modèle. De là l'idée d'une imitation toute particulière, dans laquelle il s'agissait non de copier servilement une forme donnée, mais d'en reproduire l'esprit et la manière, sans être arrêté par la différence du résultat. Ce n'était plus ici une répétition routinière de ce que l'élève voyait faire, et telle qu'on pourrait l'obtenir, jusqu'à un certain point, de quelques animaux imitateurs, mais une imitation intelligente et raisonnée, variable dans ses procédés comme dans ses applications, et telle en un mot, qu'on a droit de l'attendre de l'homme doué du libre usage de toutes ses facultés intellectuelles.

§ XXXIX. De tous les phénomènes que présentent à l'observateur les premiers développements de l'enfant, le plus étonnant peut-être est la facilité avec laquelle il apprend à parler; et lorsqu'on pense que la parole, qui est sans contredit l'acte le plus admirable de l'imitation, en est aussi le premier résultat, on sent redoubler son admiration pour cette intelligence suprême dont l'homme est le chef-d'œuvre, et qui voulant faire de la parole le principal moteur de l'éducation, a dû ne pas assujettir l'imitation au développement progressif des autres facultés, et la rendre, dès son début, aussi active que féconde. Mais cette faculté imitative, dont l'influence se répand sur toute la vie, varie dans son application, selon la diversité des âges, et n'est employée à l'apprentissage de la parole que dans la plus tendre enfance; plus tard elle préside à d'autres fonctions, et abandonne, pour ainsi dire, l'instrument vocal ; de telle sorte, qu'un jeune enfant, un adolescent même, quittant son pays natal, en perd très promptement les manières, le ton, le langage, mais jamais ces intonations de voix qui constituent ce qu'on appelle l'accent. Il résulte de cette vérité physiologique, qu'en réveillant l'imitation dans ce jeune sauvage parvenu déjà à son adolescence, j'ai dû m'attendre à ne trouver dans l'organe de la voix aucune disposition à mettre à profit ce développement des facultés imitatives, en supposant même que je n'eusse pas rencontré un second obstacle dans la stupeur opiniâtre du sens de l'ouïe. Sous ce dernier rapport, Victor pouvait être considéré comme un sourd-muet, quoique bien inférieur encore à cette classe d'êtres essentiellement observateurs et imitateurs.

§ XL. Néanmoins, je n'ai pas cru devoir m'arrêter à cette différence, ni renoncer à l'espoir de le faire parler, et à tous les avantages que je m'en promettais, qu'après avoir tenté, pour parvenir à ce résultat, le dernier moyen qui me restait : c'était de le conduire à l'usage de la parole, non plus par le sens de l'ouïe, puisqu'il s'y refusait, mais par celui de la vue. Il s'agissait donc, dans cette dernière tentative, d'exercer les yeux à saisir le mécanisme de l'articulation des sons, et la voix à les répéter, par une heureuse application de toutes les forces réunies de l'attention et de l'imitation. Pendant plus d'un an, tous mes travaux, tous nos exercices, tendirent à ce but. Pour suivre pareillement ici la méthode des gradations insensibles, je fis précéder l'étude de l'articulation visible des sons, par l'imitation un peu plus facile des mouvements des muscles de la face, en commençant par ceux qui étaient les plus apparents. Ainsi voilà l'instituteur et l'élève en face l'un de l'autre, grimaçant à qui mieux mieux, c'est-à-dire imprimant aux muscles des yeux, du front, de la bouche, de la mâchoire, des mouvements de toute espèce ; concentrant peu à peu les expériences sur les muscles des lèvres, et, après avoir insisté longtemps sur l'étude des mouvements de cette partie charnue de l'organe de la parole, soumettant enfin la langue aux mêmes exercices, mais beaucoup plus diversifiés et plus longtemps continués.

§ XLI. Ainsi préparé, l'organe de la parole me paraissait devoir se prêter sans peine à l'imitation des sons articulés, et je regardais ce résultat comme aussi prochain qu'infaillible. Mon espérance fut entièrement déçue; et tout ce que je pus obtenir de cette longue série de soins se réduisit à l'émission de quelques monosyllabes informes, tantôt aigus, tantôt graves, et beaucoup moins nets encore que ceux que j'avais obtenus dans mes premiers essais. Je tins bon néanmoins et luttai, pendant longtemps encore, contre l'opiniâtreté de l'organe, jusqu'à ce qu'enfin, voyant la continuité de mes soins et la succession du temps n'opérer aucun changement, je me résignai à terminer là mes dernières tentatives en faveur de la parole, et j'abandonnai mon élève à un mutisme incurable.

IIIme SÉRIE

Développement des facultés affectives.

§ XLII. Vous avez vu, MONSEIGNEUR, la civilisation, rappelant de leur profond engourdissement les facultés intellectuelles de notre Sauvage, en déterminer d'abord l'application aux objets de ses besoins, et étendre la sphère de ses idées au-delà de son existence animale. Votre Excellence va voir, dans le même ordre de développement, les facultés affectives, éveillées d'abord par le sentiment du besoin de l'instinct de la conservation, donner ensuite naissance à des sentiments moins intéressés, à des mouvements plus expansifs et à quelques-uns de ces sentiments généreux qui font la gloire et le bonheur du cœur humain.

§ XLIII. A son entrée dans la société, Victor, insensible à tous les soins qu'on prit d'abord de lui, et confondant l'empressement de la curiosité avec l'intérêt de la bienveillance, ne donna pendant longtemps aucun témoignage d'attention à la personne qui le soignait. S'en rapprochant quand il y était forcé par le besoin, et s'en éloignant dès qu'il se trouvait satisfait, il ne voyait en elle que la main qui le nourrissait, et dans cette main autre chose que ce qu'elle contenait. Ainsi, sous le rapport de son existence morale, Victor était un enfant, dans les premiers jours de sa vie, lequel passe du sein de sa mère à celui de sa nourrice, et de celle-ci à une autre, sans y trouver d'autre différence que celle de la quantité ou de la qualité du liquide qui lui sert d'aliment. Ce fut avec la même indifférence que notre Sauvage, au sortir de ses forêts, vit changer à diverses reprises les personnes commises à sa garde, et qu'après avoir été accueilli, soigné et conduit à Paris par un pauvre paysan de l'Aveyron, qui lui prodigua tous les témoignages d'une tendresse paternelle, il s'en vit séparer tout à coup sans peine ni regret.

§ XLIV. Livré pendant les trois premiers mois de son entrée à l'Institution, aux importunités des curieux oisifs de la Capitale, et de ceux qui, sous le titre spécieux d'observateurs, ne l'obsédaient pas moins ; errant dans les corridors et le jardin de la maison, par le temps le plus rigoureux de l'année, croupissant dans une saleté dégoûtante, éprouvant souvent le besoin de la faim, il se vit tout à coup soigné, chéri, caressé par une surveillante pleine de douceur, de bonté et d'intelligence, sans que ce changement parut réveiller dans son cœur le plus faible sentiment de reconnaissance. Pour peu que l'on y réfléchisse l'on n'en sera point étonné. Que pouvaient en effet les manières les plus caressantes, les soins les plus affectueux, sur un être aussi impassible ! Et que lui importait d'être bien vêtu, être bien chauffé, commodément logé et couché mollement, à lui, qui, endurci aux intempéries des saisons, insensible aux avantages de la vie sociale, ne connaissait d'autre bien que la liberté, et ne voyait qu'une prison dans le logement le plus commode ! Pour exciter la reconnaissance, il fallait des bienfaits d'une autre espèce et de nature à être appréciés par l'être extraordinaire qui en était l'objet ; et, pour cela, condescendre à ses goûts, et le rendre heureux à sa manière. Je m'attachai fidèlement à cette idée comme à l'indication principale du traitement moral de cet enfant. J'ai fait connaitre quels en avaient été les premiers succès. J'ai dit, dans mon premier rapport, comment j'étais parvenu à lui faire aimer sa gouvernante et à lui rendre la vie sociale supportable. Mais cet attachement, tout vif qu'il paraissait, pouvait encore n'être considéré que comme un calcul d'égoïsme. J'eus lieu de le soupçonner quand je m'aperçus qu'après plusieurs heures et même quelques jours d'absence, Victor revenait à celle qui le soignait, avec des démonstrations d'amitié, dont la vivacité avait pour mesure bien moins la longueur de l'absence, que les avantages réels qu'il trouvait à son retour et les privations qu'il avait éprouvées pendant cette séparation. Non moins intéressé dans ses caresses, il les fit d'abord servir à manifester ses désirs bien plus qu'à témoigner sa reconnaissance de manière que si on l'observait avec soin à l'issue d'un repas copieux, Victor offrait l'affligeant spectacle d'un être que rien de ce qui l'environne n'intéresse, dès l'instant que tous ses désirs sont satisfaits. Cependant la multiplicité toujours croissante de ses besoins, rendant de plus en plus nombreux ses rapports avec nous, et nos soins envers lui, ce cœur endurci s'ouvrit enfin à des sentiments non équivoques de reconnaissance et d'amitié. Parmi les traits nombreux que je puis citer comme autant de preuves de ce changement favorable, je me contenterai de rapporter les deux suivants.

§ XLV. La dernière fois qu'entraîné par d'anciennes réminiscences et sa passion pour la liberté des champs notre Sauvage s'évada de la maison, il se dirigea du côté de Senlis, et gagna la forêt, d'où il ne tarda pas à sortir, chassé sans doute par la faim et l'impossibilité de pouvoir désormais se suffire à lui-même. S'étant rapproché des campagnes voisines, il tomba entre les mains de la gendarmerie, qui l'arrêta comme un vagabond, et le garda comme tel pendant quinze jours. Reconnu au bout de ce temps, et ramené à Paris, il fut conduit au Temple, où Madame Guérin, sa surveillante, se présenta pour le réclamer. Nombre de curieux s'y étaient rassemblés pour être témoins de cette entrevue, qui fut vraiment touchante. A peine Victor eût-il aperçu sa gouvernante qu'il pâlit et perdit un moment connaissance ; mais se sentant embrassé, caressé par Madame Guérin, il se ranima subitement, et manifestant sa joie par des cris aigus, par le serrement convulsif de ses mains et les traits épanouis d'une figure radieuse, il se montra, aux yeux de tous les assistants, bien moins comme un fugitif qui rentrait forcément sous la surveillance de sa garde que comme un fils affectueux, qui, de son propre mouvement, viendrait se jeter dans les bras de celle qui lui donna le jour.

§ XLVI. Il ne montra pas moins de sensibilité dans sa première entrevue avec moi. Ce fut le lendemain matin du même jour. Victor était encore au lit. Dès qu'il me vit paraître, il se mit avec vivacité sur son séant, en avançant la tête et me tendant les bras. Mais voyant qu'au lieu de m'approcher, je restais debout, immobile vis-à-vis de lui avec un maintien froid et une figure mécontente, il se replongea dans le lit, s'enveloppa de ses couvertures, et se mit à pleurer. J'augmentai l'émotion par mes reproches, prononcés d'un ton haut et menaçant : les pleurs redoublèrent, accompagnés de longs et profonds sanglots. Quand j'eus porté au dernier point l'excitement des facultés affectives, j'allai m'asseoir sur le lit de mon pauvre repentant. C'était toujours-là le signal du pardon. Victor m'entendit, fit les premières avances de la réconciliation, et tout fut oublié.

§ XLVII. Assez près de la même époque, le mari de madame Guérin tomba malade, et fut soigné hors de la maison, sans que Victor en fût instruit. Celui-ci ayant, dans ses petites attributions domestiques, celle de couvrir la table à l'heure du diner, continua d'y placer le couvert de M. Guérin, et quoique chaque jour on le lui fit ôter, il ne manquait pas de le replacer le lendemain. La maladie eut une issue fâcheuse. M. Guérin y succomba ; et, le jour même où il mourut, son couvert fut encore remis à table. On devine l'effet que dut faire sur madame Guérin une attention aussi déchirante pour elle. Témoin de cette scène de douleur, Victor comprit qu'il en était la cause ; et soit qu'il se bornât à penser qu'il avait mal agi, soit que pénétrant à fond le motif du désespoir de sa gouvernante, il sentit combien était inutile et déplacé le soin qu'il venait de prendre, de son propre mouvement, il ôta le couvert, le reporta tristement dans l'armoire, et jamais plus ne le remit.

§ XLVIII. Voilà une affection triste, qui est entièrement du domaine de l'homme civilisé. Mais une autre qui ne l'est pas moins, c'est la morosité profonde dans laquelle tombe mon jeune élève, toutes les fois que, dans le cours de nos leçons, après avoir lutté en vain, avec toutes les forces de son attention, contre quelque difficulté nouvelle, il se voit dans l'impossibilité de la surmonter. C'est alors que, pénétré du sentiment de son impuissance, et touché peut-être de l'inutilité de mes efforts, je l'ai vu mouiller de ses pleurs ces caractères inintelligibles pour lui, sans qu'aucun mot de reproche, aucune menace, aucun châtiment, eussent provoqué ses larmes.

§ XLIX. La civilisation, en multipliant ses affections tristes, a dû nécessairement aussi augmenter ses jouissances. Je ne parlerai point de celles qui naissent de la satisfaction de ses nouveaux besoins. Quoiqu'elles aient puissamment concourru au développement des facultés affectives, elles sont, si je puis le dire, si animales qu'elles ne peuvent être admises comme preuves directes de la sensibilité du cœur. Mais je citerai comme telles le zèle qu'il met et le plaisir qu'il trouve à obliger les personnes qu'il affectionne, et même à prévenir leur désir, dans les petits services qu'il est à portée de leur rendre. C'est ce qu'on remarque, surtout dans ses rapports avec madame Guérin. Je désignerai encore, comme le sentiment d'une âme civilisée, la satisfaction qui se peint sur tous ses traits, et qui souvent même s'annonce par de grands éclats de rire, lorsqu'arrêté dans nos leçons par quelque difficulté, il vient à bout de la surmonter par ses propres forces, ou lorsque content de ses faibles progrès, je lui témoigne ma satisfaction par des éloges et des encouragements. Ce n'est pas seulement dans ses exercices qu'il se montre sensible au plaisir de bien faire, mais encore dans les moindres occupations domestiques dont il est chargé, surtout si ces occupations sont de nature à exiger un grand développement des forces musculaires. Lorsque, par exemple, on l'occupe à scier du bois, on le voit, à mesure que la scie pénètre profondément, redoubler d'ardeur et d'efforts, et se livrer, au moment où la division va s'achever, à des mouvements de joie extraordinaires, que l'on serait tenté de rapporter à un délire maniaque, s'ils ne s'expliquaient naturellement, d'un côté, par le besoin du mouvement dans un être si actif, et de l'autre, par la nature de cette occupation, qui, en lui présentant à la fois un exercice salutaire, un mécanisme qui l'amuse et un résultat qui intéresse ses besoins, lui offre d'une manière bien évidente, la réunion de ce qui plait à ce qui est utile.

§ L. Mais en même temps que l'âme de notre Sauvage s'ouvre à quelques-unes des jouissances de l'homme civilisé, elle ne continue pas moins à se montrer sensible à celle de sa vie primitive. C'est toujours la même passion pour la campagne, la même extase à la vue d'un beau clair de lune, d'un champ couvert de neige, et les mêmes transports au bruit d'un vent orageux. Sa passion pour la liberté des champs se trouve à la vérité tempérée par les affections sociales, et à demi satisfaite par de fréquentes promenades en plein air; mais ce n'est encore qu'une passion mal éteinte, et il ne faut, pour la rallumer, qu'une belle soirée d'été, que la vue d'un bois fortement ombragé, ou l'interruption momentanée de ses promenades journalières. Telle fut la cause de sa dernière évasion. Madame Guérin, retenue dans son lit par des douleurs rhumatismales, ne put pendant quinze jours que dura sa maladie, conduire son élève à la promenade. Il supporta patiemment cette privation dont il voyait évidemment la cause. Mais dès que sa gouvernante quitta le lit, il fit éclater une joie qui devint plus vive encore, lorsqu'au bout de quelques jours il vit madame Guérin se disposer à sortir par un très beau temps; nul doute que ce ne fut pour aller se promener; et le voilà tout prêt à suivre sa conductrice. Elle sortit, et ne l'emmena point. Il dissimula son mécontentement; et lorsqu'à l'heure du diner on l'envoya à la cuisine pour y chercher des plats, il saisit le moment où la porte cochère de la cour se trouvait ouverte pour laisser entrer une voiture, se glisser par derrière, et se précipitant dans la rue, gagna rapidement la barrière d'Enfer.

§ LI. Les changements opérés par la civilisation dans l'âme du jeune homme ne se sont pas bornés à éveiller en elle des affections et des jouissances inconnues, ils y ont fait naitre aussi quelques-uns de ces sentiments qui constituent ce que nous avons appelé la droiture du cœur: tel est le sentiment intérieur de la justice. Notre Sauvage en était si peu susceptible, au sortir de ses forêts, que, longtemps après encore, il fallait user de beaucoup de surveillance pour l'empêcher de se livrer à son insatiable rapacité. On devine bien cependant que, n'éprouvant alors qu'un unique besoin, celui de la faim, le but de toutes ses rapines se trouvait renfermé dans le petit nombre d'objets alimentaires qui étaient de son goût. Dans les commencements, il les prenait plutôt qu'il ne les dérobait ; et c'était avec un naturel, une aisance, une simplicité qui avaient quelque chose de touchant, et retraçaient à l'âme le rêve de ces temps primitifs, où l'idée de la propriété était encore à poindre dans le cerveau de l'homme. Pour réprimer ce penchant naturel au vol, j'usai de quelques châtiments appliqués en flagrant délit. J'en obtins ce que la société obtient ordinairement de l'appareil effrayant de ses peines afflictives, une modification du vice, plutôt qu'une véritable correction ; aussi Victor déroba avec subtilité ce que jusque-là il s'était contenté de voler ouvertement. Je crus devoir essayer d'un autre moyen de correction ; et pour lui faire sentir plus vivement l'inconvenance de ses rapines, nous usâmes envers lui du droit de représailles. Ainsi, tantôt victime de la loi du plus fort, il voyait arracher de ses mains et manger devant ses yeux un fruit longtemps convoité, et qui souvent n'avait été que la juste récompense de sa docilité ; tantôt dépouillé d'une manière plus subtile que violente, il retrouvait ses poches vides des petites provisions qu'il y avait mises en réserve un instant auparavant.

§ LII. Ces derniers moyens de répression eurent le succès que j'en avais attendu, et mirent un terme à la rapacité de mon élève. Cette correction ne s'offrit pas cependant à mon esprit comme la preuve certaine que j'avais inspiré à mon élève le sentiment intérieur de la justice. Je sentis parfaitement que, malgré le soin que j'avais pris de donner à nos procédés toutes les formes d'un vol injuste et manifeste, il n'était pas sûr que Victor y eût vu quelque chose de plus que la punition de ses propres méfaits ; et dès lors il se trouvait corrigé par la crainte de quelques nouvelles privations, et non par le sentiment désintéressé de l'ordre moral. Pour éclaircir ce doute, et avoir un résultat moins équivoque, je crus devoir mettre le cœur de mon élève à l'épreuve d'une autre espèce d'injustice, qui, n'ayant aucun rapport avec la nature de la faute, ne parût pas en être le châtiment mérité, et fût par là aussi odieuse que révoltante. Je choisis, pour cette expérience vraiment pénible, un jour, où, tenant depuis plus de deux heures Victor occupé à nos procédés d'instruction, et, satisfait également de sa docilité et de son intelligence, je n'avais que des éloges et des récompenses à lui prodiguer. Il s'y attendait sans doute, à en juger par l'air content de lui qui se peignait sur tous ses traits, comme dans toutes les attitudes de son corps. Mais quel ne fut pas son étonnement, de voir qu'au lieu des récompenses accoutumées, qu'au lieu de ces manières auxquelles il avait tant de droit de s'attendre, et qu'il ne recevait jamais sans les plus vives démonstrations de joie, prenant tout à coup une figure sévère et menaçante, effaçant, avec tous les signes extérieurs du mécontentement, ce que je venais de louer et d'applaudir, dispersant dans tous les coins de sa chambre ses cahiers et ses cartons, et le saisissant enfin lui-même par le bras, je l'entrainais avec violence vers un cabinet noir, qui, dans les commencements de son séjour à Paris, lui avait quelquefois servi de prison. Il se laissa conduire avec résignation jusque près du seuil de la porte. Là, sortant tout à coup de son obéissance accoutumée, s'arc-boutant par les pieds et par les mains contre les montants de la porte, il m'opposa une résistance des plus vigoureuses et qui me flatta d'autant plus, qu'elle était toute nouvelle pour lui, et que jamais, prêt à subir une pareille punition, alors qu'elle était méritée, il n'avait démenti un seul instant, sa soumission par l'hésitation la plus légère. J'insistai néanmoins, pour voir jusqu'à quel point il porterait sa résistance, et faisant usage de toutes mes forces, je voulus l'enlever de terre, pour l'entrainer dans le cabinet. Cette dernière tentative excita toute sa fureur. Outré d'indignation, rouge de colère, il se débattait dans mes bras avec une violence, qui rendit pendant quelques minutes mes efforts infructueux ; mais enfin, se sentant prêt à ployer sous la loi du plus fort, il eut recours à la dernière ressource du faible ; il se jeta sur ma main, et y laissa la trace profonde de ses dents. Qu'il m'eût été doux, en ce moment, de pouvoir me faire entendre de mon élève, et de lui dire jusqu'à quel point la douleur même de sa morsure remplissait mon âme de satisfaction et me dédommageait de toutes mes peines ! Pouvais-je m'en réjouir faiblement ? c'était un acte de vengeance bien légitime ; c'était une preuve incontestable que le sentiment du juste et de l'injuste, cette base éternelle de l'ordre social, n'était plus étranger au cœur de mon élève. En lui donnant ce sentiment, ou plutôt en en provoquant le développement, je venais d'élever l'homme sauvage à toute la hauteur de l'homme moral, par le plus tranché de ses caractères et la plus noble de ses attributions.

§ LIII. En parlant des facultés intellectuelles de notre Sauvage, je n'ai point dissimulé les obstacles qui avaient arrêté le développement de quelques-unes d'entre elles, et je me suis fait un devoir de marquer exactement toutes les lacunes de son intelligence. Fidèle au même plan dans l'histoire des affections de ce jeune homme, je dévoilerai la partie brute de son cœur avec la même fidélité que j'en ai fait voir la partie civilisée. Je ne le tairai point, quoique devenu sensible à la reconnaissance et à l'amitié, quoiqu'il paraisse sentir vivement le plaisir d'être utile, Victor est resté essentiellement égoïste. Plein d'empressement et de cordialité quand les services qu'on exige de lui ne se trouvent pas en opposition avec ses besoins, il est étranger à cette obligeance qui ne calcule ni les privations, ni les sacrifices ; et le doux sentiment de la pitié est encore à naître chez lui. Si dans ses rapports avec sa gouvernante, on l'a vu quelquefois partager sa tristesse, ce n'était là qu'un acte d'imitation analogue à celui qui arrache des pleurs au jeune enfant qui voit pleurer sa mère ou sa nourrice. Pour compâtir aux maux d'autrui, il faut les avoir connus, ou du moins en emprunter l'idée de notre imagination ; ce qu'on ne peut attendre d'un très-jeune enfant, ou d'un être tel que Victor, étranger à toutes les peines et privations dont se composent nos souffrances morales.

§ LIV. Mais ce qui, dans le système affectif de ce jeune homme, paraît plus étonnant encore et au-dessus de toute explication, c'est son indifférence pour les femmes, au milieu des mouvements impétueux d'une puberté très-prononcée. Aspirant moi-même après cette époque, comme après une source de sensations nouvelles pour mon élève et d'observations attrayantes pour moi, épiant avec soin tous les phénomènes avant-coureurs de cette crise morale, j'attendais chaque jour qu'un souffle de ce sentiment universel qui meut et multiplie tous les êtres, vint animer celui-ci et agrandir son existence morale. J'ai vu arriver ou plutôt éclater cette puberté tant désirée, et notre jeune Sauvage se consumer de désirs d'une violence extrême et d'une effrayante continuité, sans pressentir quel en était le but, et sans éprouver pour aucune femme le plus faible sentiment de préférence. Au lieu de cet élan expansif qui précipite un sexe vers un autre, je n'ai vu en lui qu'une sorte d'instinct aveugle et faiblement prononcé qui, à la vérité, lui rend la société des femmes préférable à celle des hommes, mais sans que son cœur prenne aucune part à cette distinction. C'est ainsi que, dans une réunion de femmes, je l'ai vu plusieurs fois, cherchant auprès d'une d'entre elles un soulagement à ses anxiétés, s'asseoir à côté d'elle, lui pincer doucement la main, les bras et les genoux, et continuer jusqu'à ce que, sentant ses désirs inquiets s'accroitre, au lieu de se calmer par ces bizarres caresses, et n'entrevoyant aucun terme à ses pénibles émotions, il changeait tout-à-coup de manières, repoussait avec humeur celle qu'il avait recherchée avec une sorte d'empressement, et s'adressait de suite à une autre avec laquelle il se comportait de la même manière. Un jour cependant il poussa ses entreprises un peu plus loin. Après avoir d'abord employé les mêmes caresses, il prit la dame par les deux mains et l'entraina, sans y mettre pourtant de violence, dans le fond d'une alcôve.

Là, fort embarrassé de sa contenance, offrant dans ses manières et dans l'expression extraordinaire de sa physionomie un mélange indicible de gaieté et de tristesse, de hardiesse et d'incertitude, il sollicita à plusieurs reprises les caresses de sa dame, en lui présentant ses joues, tourna autour d'elle lentement et d'un air méditatif, et finit enfin par s'élancer sur ses épaules, en la serrant étroitement au cou. Ce fut là tout, et ces démonstrations amoureuses finirent, comme toutes les autres, par un mouvement de dépit qui lui fit repousser l'objet de ses éphémères inclinations.

§ LV. Quoique depuis cette époque, ce malheureux jeune homme n'ait pas été moins tourmenté par l'effervescence de ses organes, il a cessé néanmoins de chercher dans ses caresses impuissantes, un soulagement à ses désirs inquiets. Mais cette résignation au lieu d'apporter un adoucissement à sa situation, n'a servi qu'à l'exaspérer, et à faire trouver à cet infortuné un motif de désespoir dans un besoin impérieux, qu'il n'espère plus satisfaire. Aussi lorsque, malgré le secours des bains, d'un régime calmant et d'un violent exercice, cet orage des sens vient à éclater de nouveau, il se fait de suite un changement total dans le caractère naturellement doux de ce jeune homme, et passant subitement de la tristesse à l'anxiété, et de l'anxiété à la fureur, il prend du dégoût pour ses jouissances les plus vives, soupire, verse des pleurs, pousse des cris aigus, déchire ses vêtements, et s'emporte quelquefois au point d'égratigner ou de mordre sa gouvernante. Mais alors même qu'il cède à une fureur aveugle qu'il ne peut maitriser, il en témoigne un véritable repentir, et demande à baiser le bras ou la main qu'il vient de mordre. Dans cet état, le pouls est élevé, la figure vultueuse ; et quelquefois le sang s'écoule par le nez et par les oreilles : ce qui met fin à l'accès et en éloigne pour plus longtemps la récidive, surtout si cette hémorrhagie est abondante. En partant de cette observation, j'ai dû pour remédier à cet état, ne pouvant, ou n'osant faire mieux, tenter l'usage de la saignée, mais non sans beaucoup de réserves, persuadé que la véritable inducation est d'attiédir cette effervescence vitale, et non point de l'éteindre. Mais je dois le dire, si j'ai obtenu un peu de calme par l'emploi de ce moyen et de beaucoup d'autres qu'il serait fort inutile d'énumérer ici, cet effet n'a été que passager, et il résulte de cette continuité de désirs violents autant qu'indéterminés, un état habituel d'inquiétude et de souffrance, qui a continuellement entravé la marche de cette laborieuse éducation.

§ LVI. Telle a été cette époque critique qui promettait tant, et qui eût sans doute rempli toutes les espérances que nous y avions attachées, si, au lieu de concentrer toute son activité sur les sens, elle eût ainsi animé du même feu le système moral, et porté dans ce cœur engourdi le flambeau des passions. Je ne me dissimulerai pas néanmoins, à présent que j'y ai profondément réfléchi, qu'en comptant sur ce mode de développement des phénomènes de la puberté, c'était mal-à-propros que j'avais dans ma pensée assimilé mon élève à un adolescent ordinaire, chez lequel l'amour des femmes précède assez souvent, ou du moins accompagne toujours l'excitement des parties fécondantes. Cet accord de nos besoins et de nos goûts ne pouvait se rencontrer chez un être à qui l'éducation n'avait point appris à distinguer un homme d'avec une femme, et qui ne devait qu'aux seules inspirations de l'instinct d'entrevoir cette différence, sans en faire l'application à sa situation présente. Aussi ne doutais-je point que si l'on eût osé dévoiler à ce jeune homme le secret de ses inquiétudes, et le but de ses désirs, on en eût retiré un avantage incalculable. Mais d'un autre côté, en supposant qu'il m'eût été permis de tenter une pareille expérience, n'avais-je pas à craindre de faire connaitre à notre Sauvage un besoin qu'il eût cherché à satisfaire aussi publiquement que les autres et qui l'eût conduit à des actes d'une indécence révoltante ? J'ai dû m'arrêter, intimidé par la crainte d'un pareil résultat, et me résigner à voir, comme dans maintes autres circonstances, mes espérances s'évanouir comme tant d'autres devant un obstacle imprévu.

Telle est, MONSEIGNEUR, l'histoire des changements survenus dans le système des facultés affectives du Sauvage de l'Aveyron. Cette section termine nécessairement tous les faits relatifs au développement de mon élève pendant l'espace de quatre années. Un grand nombre de ces faits déposent en faveur de sa perfectibilité, tandis que d'autres semblent l'infirmer. Je me suis fait un devoir de les présenter sans distinction, les uns comme les autres, et de raconter avec la même vérité mes revers comme mes succès. Cette étonnante variété dans les résultats rend, en quelque façon, incertaine l'opinion qu'on peut se former de ce jeune homme, et jette une sorte de désaccord dans les conséquences qui se présentent à la suite des faits exposés dans ce mémoire. Ainsi, en rapprochant ceux qui se trouvent disséminés dans les paragraphes VI, VII, XVIII, XX, XLI, LIII et LIV, on ne peut s'empêcher d'en conclure, 1° que, par une suite de la nullité presque absolue des organes de l'ouïe et de la parole, l'éducation de ce jeune homme est encore et doit être à jamais incomplète ; 2° que, par une suite de longue inaction, les facultés intellectuelles se développent d'une manière lente et pénible ; et que ce développement, qui, dans les enfants élevés en civilisation, est le fruit naturel du temps et des circonstances, est ici le résultat lent et laborieux d'une éducation toute agissante, dont les moyens les plus puissants s'usent à obtenir les plus petits effets ; 3° que les facultés affectives, sortant avec la même lenteur de leur long engourdissement, se trouvent subordonnées, dans leur application, à un profond sentiment d'égoïsme et que la puberté, au lieu de leur avoir imprimé un grand mouvement d'expansion, semble ne s'être fortement prononcée que pour prouver que, s'il existe dans l'homme une relation entre les besoins de ses sens et les affections de son cœur cet accord sympathique est, comme la plupart des passions grandes et généreuses, l'heureux fruit de son éducation.

Mais si l'on récapitule les changements heureux survenus dans l'état de ce jeune homme et particulièrement les faits consignés dans les paragraphes IX, X, XI, XII, XIV, XXI. XXV, XXVIII, XXX, XXXI, XXXII, XXXIII, XXXIV, XXXV, XXXVII, XXXVIII, XLIV, XLV, XLVI, XLVII et XLIX, on ne peut manquer d'envisager son éducation sous un point de vue plus favorable et d'admettre, comme conclusions rigoureusement justes, 1° que le perfectionnement de la vue et du toucher, et les nouvelles jouissances du sens du goût, en multipliant les sensations et les idées de notre Sauvage, ont puissamment contribué au développement des facultés intellectuelles; 2° qu'en considérant ce développement dans toute son étendue, on trouve, entre autres changements heureux, la connaissance de la valeur conventionnelle des signes de la pensée, l'application de cette connaissance à la désignation des objets et à l'énonciation de leurs qualités et de leurs actions d'où l'étendue des relations de l'élève avec les personnes qui l'environnent, la faculté de leur exprimer ses besoins, d'en recevoir des ordres et de faire avec elles un libre et continuel échange de pensées; 3° que malgré son goût immodéré pour la liberté des champs et son indifférence pour la plupart des jouissances de la vie sociale, Victor se montre reconnaissant des soins qu'on prend de lui, susceptible d'une amitié caressante, sensible au plaisir de bien faire, honteux de ses méprises, et repentant de ses emportements; 4° et qu'enfin, MONSEIGNEUR, sous quelques points de vue qu'on envisage cette longue expérience, soit qu'on la considère comme l'éducation méthodique d'un homme sauvage soit, qu'on se borne à la regarder comme le traitement physique et moral d'un de ces êtres disgrâciés, par la nature, rejetés par la société, et abandonnés par la médecine, les soins qu'on a pris de lui, ceux qu'on lui doit encore, les changements qui sont survenus, ceux qu'on peut espérer, la voix de l'humanité, l'intérêt qu'inspire un abandon aussi absolu et une destinée aussi bizarre, tout recommande ce jeune homme extraordinaire à l'attention des savants, à la sollicitude de nos administrateurs, et à la protection du gouvernement.

IMPRIMÉ

Par les soins de J. J. MARCEL, Directeur général de l'Imprimerie impériale, Membre de la Légion d'honneur.

MÉMOIRE

SUR

LE MUTISME PRODUIT PAR LA LÉSION DES FONCTIONS INTELLECTUELLES

Lu à la 1re séance publique de l'Académie royale de médecine,

Par M. ITARD

MEMBRE TITULAIRE ET MÉDECIN DE L'INSTITUTION ROYALE DES SOURDS-MUETS.

La parole est une fonction à part. Dans toutes les autres, qui sont, comme celle-ci, du domaine de la vie relative, l'intelligence commande, l'organe exécute, et l'acte volontaire est consommé.

Des lois plus compliquées, des conditions plus nombreuses président à l'exercice de la parole, par la raison que ce n'est pas seulement une fonction, mais encore un art d'imitation. D'où il suit que l'homme a besoin du commerce de ses semblables pour lui communiquer cet art, du concours d'un autre organe, de l'organe auditif pour lui en faire entendre les premières leçons, de la faculté d'imiter pour lui en faciliter les répétitions, et du degré d'intelligence accordé à son espèce pour le lui faire comprendre et lui en fournir les matériaux qui sont les idées.

Voilà pourquoi la parole, comme expression raisonnée de la pensée, est interdite aux animaux, même à ceux dont l'organisation physique se rapproche le plus de la nôtre, tels que les quadrumanes.

De là aussi procède le mutisme auquel le manque d'idées condamne les idiots. Mais, de même que ceux-ci ne sont pas tous muets, de même les muets par lésion des facultés mentales ne sont pas toujours et nécesairement des idiots. Si du dernier degré de l'idiotisme, établi sur l'oblitération des facultés intellectuelles, on descend au premier, qui consiste dans une légère asthénie de ces mêmes facultés, on trouve une intelligence lourde, peu étendue, mais enfin perfectible. Il peut même se faire, et la pefectibilité est alors encore moins douteuse, que l'entendement ne soit lésé que dans l'une ou quelques-unes de ses fonctions, telles que l'attention, la mémoire, l'imitation.

Dans l'un comme dans l'autre de ces deux modes de lésion intellectuelle, l'individu qui en est atteint peut être privé plus ou moins complètement de l'exercice de la parole. C'est précisément de cette espèce de mutisme et de la lésion mentale qui le produit et le complique que j'aurai l'honneur d'entretenir quelques instants cette illustre assemblée. Pour ne pas fatiguer son attention par les détails d'une subdivision minutieuse, je confondrai dans la même description ces deux états, général ou partiel, de débilité mentale qui rend muets les individus dont le sort va nous occuper.

Je dois prévenir aussi que le tableau que je vais en offrir a été composé seulement d'après ceux d'entre eux qui ont été soumis à mes observations ou à mes soins, vers cette époque du jeune âge qui s'étend depuis la deuxième enfance jusqu'à la révolution complète de la puberté.

Une prolongation des habitudes et de l'incapacité de l'enfance, une mobilité étourdissante qui semble soustraire leurs sens, et particulièrement celui de l'audition, à l'action des agents extérieurs, l'impossibilité d'exprimer le petit nombre de leurs idées autrement que par des signes naturels ou quelques mots tronqués, imparfaitement articulés, sans suite et sans liaison; une aversion insurmontable pour toute espèce de travail mécanique, pour tout procédé d'instruction; une attention superficielle et fugitive qui se dépense toute entière par les yeux; enfin une intelligence dont toutes les opérations se trouvent concentrées dans le cercle des besoins physiques et des amusements de l'enfance; tels sont les traits les plus généraux et les plus saillants sous lesquels se présente l'état intellectuel de ces sortes de muets. Comme conséquence de cette impuissance d'attention, ou comme lésion concomitante, quelquefois même isolément, se fait remarquer une lésion assez singulière de la mémoire, en ce que bien que grave et profonde, cette lésion n'est jamais générale. En effet, tandis que la mémoire se montre inhabile à recevoir ou à conserver un grand nombre d'impressions, beaucoup d'autres peuvent s'y graver fidèlement, comme les souvenirs des lieux, des choses, d'un châtiment, d'une récompense ou de quelque évènement dont la vue a été vivement frappée. C'est en effet par ce sens que s'opèrent dans le cerveau les sensations que la mémoire y conserve de préférence, au lieu que les impressions dont le sens auditif est la voie n'y laissent qu'une trace superficielle et fugitive.

J'ai eu pendant quelque temps sous les yeux une jeune fille qui était privée de la parole uniquement par suite de cette amnésie partielle. Elle avait une telle difficulté à garder le souvenir des mots qu'elle entendait *très distinctement* prononcer, qu'il lui était impossible d'en apprendre plus d'une douzaine dans un mois, tandis qu'elle retenait avec une grande facilité le sens et l'orthographe de ces mêmes mots si, au lieu de les lui faire entendre, on les lui donnait deux ou trois fois à écrire. J'ai quelque raison de croire que le jeune muet sur lequel le docteur Amic fit insérer une notice dans le dernier volume du *Nouveau journal de Médecine*, est privé de la parole par la même cause. Car l'auteur de cette curieuse observation nous le présente doué d'une audition parfaite, de beaucoup d'intelligence, et d'une mémoire qu'il assure être fort bonne sous beaucoup de rapports. Je donne actuellement mes soins à un jeune muet doué des plus heureuses qualités de l'esprit, et qu'on pourrait ranger dans la même catégorie, sans une légère dureté de l'ouie qui, jointe à son peu de mémoire pour les sons verbaux, complique davantage la nature de sa mutité.

En général cette difficulté ou cette inaptitude de la mémoire à retenir les perceptions acoustiques n'est pas la même pour tous les sons de la voix humaine. Les sons modulés, par exemple, la trouvent plus impressionnable que les sons parlés. J'ai vu quelques-uns de ces muets retenir des airs avec une grande facilité et les fredonner avec beaucoup de justesse. J'ai été consulté il n'y a pas longtemps pour une jeune fille qui ne rendait que des sons inintelligibles quand elle voulait parler, et qui chantait, d'une manière très juste et très distincte, une chanson languedocienne.

L'on s'explique aisément cette différence. La musique, en raison des tons variés et modulés, doit faire sur le cerveau une impression beaucoup plus forte, et conséquemment bien plus durable, que la parole qui va mourir dans l'oreille comme un vain bruit quand elle n'est pas comprise. Or, elle ne peut l'être *dans l'enfance* si elle n'est point réciproquement échangée, c'est-à-dire entendue et parlée. Aussi les plus intelligents d'entre ces muets, qui paraissent parfaitement bien comprendre les paroles qu'on leur adresse pour les corriger, les flatter, les encourager ou leur ordonner quelque action bien simple, se montrent-ils tout-à-fait désorientés si, en leur parlant, on a l'attention de n'accompagner les petites phrases qu'on leur adresse d'aucun mouvement de la physionomie, d'aucun geste, et surtout d'aucun regard dirigé vers l'objet dont on parle.

On m'amena il y a deux ans, de la Belgique, un jeune muet, âgé d'environ douze ans, dont le mutisme étonnait d'autant plus ses parents, qu'ils étaient persuadés que leur enfant, doué d'une physionomie très spirituelle et d'une audition parfaite, comprenait tout ce qu'on lui disait. Une expérience bien simple les tira à leur grand regret de cette profonde illusion. Je priai sa mère de s'asseoir les bras croisés, le dos tourné à la cheminée, et de demander à son fils un verre et une carafe qui y étaient placés. Jamais cet ordre, prononcé bien distinctement, en termes des plus simples, et répété plusieurs fois, ne put être compris. Au ton de la voix l'enfant parut deviner qu'on lui demandait quelque chose; il revint à plusieurs reprises consulter les yeux de sa mère, qui, parfaitement immobiles d'après nos conventions, ne purent le tirer d'embarras. Enfin, pour lui faire comprendre la phrase impérative, il fallut en quelque sorte la dépecer, et la dépouiller du verbe, en disant à plusieurs reprises : *cheminée*, *verre*, *carafe*.

J'ai pourtant vu quelques-uns de ces enfants dont la mémoire était un peu moins dépourvue des signes représentatifs de nos idées. Ils joignaient à la connaissance des noms substantifs affectés à la désignation des objets matériels et des adjectifs exprimant les qualités les plus sensibles de ces mêmes objets, celle d'un petit nombre de verbes représentant des actions également visibles. Mais, outre que ces signes n'étaient pas compris dans toutes leurs acceptions, ils recevaient encore une application bien plus bornée de la part de ceux de ces enfants qui, n'étant pas complètement muets, les employaient dans leurs petites phrases uniformes et tronquées.

A cette faiblesse de la perception, de l'attention, de la mémoire, se joignent, comme conséquence inévitable, la faiblesse et l'impuissance de la faculté imitative. De là viennent la gaucherie, la maladresse et tout cet aspect d'une sauvage étrangeté qui se font remarquer chez presque tous ces muets. De là vient leur peu d'aptitude à partager les amusements de leurs jeunes camarades, à répondre aux soins ingénieux dans lesquels s'exerce sans s'épuiser la patience d'un père ou d'une mère, pour apprendre à leur malheureux enfant à former quelques lettres, à se livrer à quelque travail utile ou à contracter du moins les usages de la société. Il faut faire une grande place à cette même cause parmi celles que j'ai déjà signalées comme propres à produire et à entretenir le mutisme; car la parole comme l'on sait, procède de l'imitation; et c'est sans contredit un de ses actes les plus étonnants et les plus difficiles, puisqu'il s'agit de rien moins que de répéter une foule de petits mouvements, la plupart invisibles, dont un seul de nos sens perçoit seulement le résultat.

Cette faiblesse ou discordance qu'on remarque dans les facultés intellectuelles de ces enfants, se représentent nécessairement dans leurs facultés affectives. Je ne m'arrêterai point à suivre celles-ci dans leurs opérations et à démontrer, par les bornes étroites qui les circonscrivent, combien est fausse cette opinion de quelques moralistes qui ont cru qu'il n'y a rien de commun entre l'esprit et le sentiment. Il me suffira de dire que ces enfants, étudiés sous ce nouveau point de vue, se montrent peu aimants, plus caressants qu'affectueux, violents et mobiles dans le petit nombre de leurs volontés, ne connaissant pour les satisfaire, ni obstacles, ni convenances morales, ni droit de propriété et qu'enfin, dans le rapport de leurs besoins, de leurs goûts, de leurs passions, il nous offrent encore, à l'âge de dix, de douze, quinze ans, tous les caractères de la première enfance.

Tels sont les principaux traits sous lesquels nos premières observations ou les récits de leurs parents, nous présentent ces sortes de muets. Il s'agit alors de soumettre leur état à un examen plus approfondi, afin de décider s'ils sont ou ne sont pas susceptibles de développement.

Pour prononcr en toute sûreté sur ce point, il ne faut rien moins que plusieurs jours de nouvelles observations et d'épreuves. Voici celles qui servent à éclairer mon jugement.

Après m'être bien assuré que notre jeune muet n'est point sourd, je m'étudie à reconnaitre l'étendue de son intelligence par l'étendue des relations établies entre lui et ses parents. J'exige, pour ne pas désespérer de lui, qu'il connaisse bien le nom ou le signe naturel des choses destinées à son usage, pour les donner quand on les lui demande, et les demander à son tour lorsqu'il en éprouve le besoin ou le désir.

Cette première épreuve faite à son avantage est loin de prouver cette perfectibilité ; mais elle suffit pour l'informer si elle produit un résultat négatif. Tels sont les cas où l'enfant, dépourvu de paroles et de signes, ne sait manifester sa volonté au sujet de ces mêmes objets que par des pleurs ou des mouvements d'impatience, ou bien encore par un simple langage d'action qu'on peut regarder comme l'expression la plus brute de la volonté, ainsi que le prouve l'usage que font les idiots, et quelques-uns même de nos animaux domestiques.

Je m'assure en même temps s'il est capable de cette opération de l'intelligence humaine qui, manifestée par le *oui* et le *non*, soit oral, soit mimique, le met à même d'accepter ou de refuser, d'affirmer ou de nier, et d'exprimer ainsi, avec la plus grande facilité, une foule de jugements tant simples que composés.

Cette condition est des plus importantes. Celle qui suit n'est pas moins de rigueur. J'exige que dans les essais auxquels je le soumets à plusieurs reprises pour juger de son aptitude à comprendre et à imiter, il ne se montre pas toujours le même dans ces épreuves, qu'il manifeste quelques dispositions à saisir les corrections qu'on lui indique, à rectifier d'abord ce qu'il a mal exécuté, et qu'il ait enfin l'idée du mieux faire.

On ne saurait trop répéter et varier ces épreuves analytiques des diverses facultés de l'entendement, se gardant bien toutefois d'admettre comme présages de perfectibilité quelques actes d'une intelligence purement locale. Je ne crains pas d'appeler ainsi celles que l'enfant ne manifeste qu'à l'occasion des ses besoins les plus impérieux ou de ses amusements préférés, à prendre part à certains jeux de son âge, à en saisir les règles, les conditions et le but, sans que l'attention, la mémoire la faculté de comparer, d'imiter, de comprendre et de juger, développées dans cet amusement, soient de nature à se prêter à une application plus sérieuse ou plus générale. C'est pour y avoir été trompé une fois que j'en fais ici l'observation.

Lorsque ces épreuves ont donné des résultats encourageants, et amené la manifestation d'une intelligence qui ne manque ni d'étendue ni de flexibilité, on peut regarder notre muet comme susceptible de recouvrer la parole et de se développer par l'éducation. Mais il faut que cette éducation soit appropriée à la condition spéciale dans laquelle il se trouve placé par son mutisme, autant que par la lésion mentale qui le produit et l'entretient.

Dans la crainte de dépasser les bornes que j'ai dû donner à l'étendue de ce Mémoire, je n'entrerai point dans les détails de cette méthode particulière d'éducation. Je me contenterai d'en présenter sommairement la partie la plus importante, qui comprend les procédés à mettre en usage pour éveiller le besoin et la faculté de parler. Toutefois, quelque concision que je me propose d'apporter à cet exposé, je n'y procéderai point sans demander grâce à mes auditeurs pour l'aridité et la minutieuse importance des matières dont je vais les entretenir, et qui sont, je le sens bien, dépourvues de ce vif intérêt attaché aux sujets traités ordinairement dans cette enceinte.

Quand on considère la facilité merveilleuse avec laquelle un tout jeune enfant saisit et retient la valeur métaphysique de quelques sons fugitifs, et les reproduit à son tour pour exprimer les premières combinaisons de ses idées, on sent tout ce qu'un pareil résultat prouve d'activité dans l'intelligence humaine, et l'on prévoit tout ce qu'il faudra de travail, de patience et de méthode pour en obtenir forcément le même résultat. Dès lors on se trouve conduit à faire une application pratique de l'idée que j'ai émise au début de ce Mémoire, à démontrer la parole comme un art d'imitation, dont il faudra, comme dans tous les autres, décomposer les éléments pour les enseigner d'abord séparément, puis, assemblés un à un, deux à deux, trois à trois, dans cet état de combinaison enfin qui représente la phrase complète. Voici la marche qu'il faut suivre pour parvenir à ce but. Dans une salle spécialement consacrée à ces sortes d'exercices, on exposera tous les objets portatifs dont notre jeune muet connait déjà ou les signes manuels ou les noms parlés. Dans le premier cas, on fera le signe en même temps qu'on prononcera le nom de chacune de ces choses. En les désignant ainsi, on se les fera successivement apporter, s'abstenant d'employer aucun verbe à cette demande. On aura soin de choisir, pour ces premières désignations verbales, des objets dont les noms soient très courts, composés de voyelles sonores telles que l'o et l'a, et de syllabes à articulations visibles, comme les labiales et les dentales.

Au bout de quelques jours, on supprimera le signe manuel, pour n'employer que le signe verbal, que je suppose retenu déjà par la mémoire. Dès lors, l'enfant se trouve amené au point où fort souvent, d'après ma seconde supposition, il pouvait se trouver spontanément parvenu, c'est-à-dire qu'il saura distinguer les noms vocaux de quelques objets sensibles ; il ne s'agira plus alors que d'étendre cette première acquisition au moyen du même procédé.

Après avoir ainsi pourvu la mémoire d'un grand nombre de noms substantifs, on passera à l'étude des adjectifs. On y procèdera en groupant autour de chacun des objets déjà connus un nombre double, triple ou quadruple de ces mêmes objets, selon les différentes modifications de formes de couleur, de pesanteur, de volume que doivent exprimer ces premiers adjectifs. On aura donc à faire connaitre et à demander *le grand couteau*, *le petit couteau*, *le livre vert*, *rouge*, *jaune* ; *la tasse cassée*, *la tasse raccommodée*. Ces deux derniers adjectifs, qui sont à proprement parler des participes, formeront une transition naturelle à l'étude des verbes.

Les premiers qu'on fera entendre seront des verbes neutres, comme *marcher*, *courir*, *parler*. Passant ensuite à ceux qu'on a nommés actifs, on leur donnera pour régime les substantifs déjà connus, associés bientôt après avec les adjectifs précédemment appris. Dans l'usage qu'on fera des verbes, on se bornera à les énoncer à l'infinitif. Ce temps, qui a l'avantage de s'appliquer indistinctement à toutes les époques et à toutes les conditions de l'action, sans en préciser aucune, se trouve, par cette raison, plus approprié au peu de développement de l'intelligence, comme on le voit par l'usage préféré et à peu près exclusif qu'en font les peuples peu civilisés, et particulièrement les nègres de nos colonies.

La marche que j'ai suivie jusqu'à présent se trouve assez indiquée, sans qu'il soit besoin de dire comment, après les verbes, et toujours sous la forme du commandement, je fais entrer dans de nouvelles phrases impératives, adressées à notre muet, quelques-uns des adverbes et des prépositions dont l'usage est le plus indispensable.

Quand on a ainsi en sa possession les principaux éléments du langage, on peut, avec le petit nombre de mots acquis par la mémoire, mais diversement combinés, faire entendre et comprendre une foule de petites phrases assez compliqués, telles que celle-ci : *placer doucement la montre sur la petite table derrière l'écritoire.*

Une fois arrivés à ce point, laissant provisoirement de côté, comme parasites ou superflues, la conjonction et l'interjection, il ne nous reste plus que les pronoms à faire connaître à notre muet, pour qu'il ait une idée générale de tous les éléments de la phrase, appelés *parties du discours.*

Ces sortes de mots, qui ne sont plus, comme les autres, des signes d'idées, mais des signes de noms, l'arrêteront longtemps, à cause de cette difficulté embarrassante, qui se complique de deux autres non moins insignes; l'une, d'être différents quand ils expriment la même chose ; l'autre, d'être les mêmes quand ils représentent des choses différentes. Ainsi, ce que je demande à cet enfant sous le nom de *mon* chapeau, et qu'il sera obligé, lui, d'appeler *ton* chapeau ou *son* chapeau, selon qu'il s'adressera à moi ou à une autre personne, n'est qu'une seule et même chose. D'un autre côté, si lui, cette autre personne et moi, nous avons à parler chacun de *notre* chapeau, nous nous servirons tous les trois du pronom possessif *mon*, pour exprimer trois identités différentes.

Voilà pourquoi le langage des enfants est pendant longtemps dépourvu de pronoms, et voilà surtout ce qui explique une autre observation plus directement tirée du sujet qui nous occupe ; c'est que le petit nombre de ces muets qui parviennent à recouvrer spontanément la parole, à une époque plus ou moins retardée n'acquièrent que très difficilement l'idée des pronoms, et font entendre sous ce rapport-là, un langage très défectueux. En voici deux exemples très remarquables.

Le premier nom est fourni par un enfant qui avait atteint sa quatorzième année à l'époque où on me le fit connaitre, et qui, à l'âge de huit ans, perdant tout-à-coup son indomptable mobilité, devenu calme, attentif, obéissant, avait commencé à écouter et à parler. Il exprimait assez nettement ses idées, qui, du reste, n'étaient pas beaucoup au-dessus de celles d'un enfant de cinq ou six ans. Ses phrases étaient extrêmement courtes, simples, mais surchargées d'une foule de répétitions oiseuses, nécessitées par l'absence totale des pronoms.

Voici quelques-unes de celles que je notai : *Lucien (c'était son nom) ne veut pas lire, Lucien ne veut pas que le Monsieur regarde dans l'oreille de Lucien. Papa a acheté un joli cheval pour monter sur le cheval de papa.*

Une demoiselle, qui avait dix-huit ans quand elle me fut présentée, fait le sujet de ma deuxième observation. La révolution de la puberté, en éveillant en elle de nouveaux sentiments et le besoin de les communiquer, avait rapidement développé son intelligence et les fonctions de l'organe de la parole, qui, jusque là, avait été confuse et très bornée. Néanmoins, son langage offrait encore beaucoup de lenteur et d'embarras : on l'eut pris pour celui d'une personne étrangère s'exprimant péniblement dans un idiôme qu'elle connaissait à peine. Ce qui produisait surtout ses redites et ses hésitations, c'était l'emploi incertain des pronoms possessifs qu'elle plaçait souvent à contre-sens. Par exemple, en parlant de son mouchoir, de sa bourse, de ses gants, elle manquait rarement de dire : *ton* mouchoir, *ta* bourse, *tes* gants. Ses parents appelaient ces méprises un défaut de prononciation. J'eus beaucoup de peine à leur démontrer que c'était la répétition routinière de ces mêmes pronoms, tels qu'on les employait en lui parlant de choses qui lui appartenaient.

Je reviens actuellement à mon sujet, dont cette digression m'a sans doute un peu trop écarté.

Jusqu'à présent je n'ai dirigé contre le mutisme qui nous occupe que des moyens purement métaphysiques. Je me suis contenté de favoriser l'acquisition de quelques idées simples, et de confier à la mémoire leurs signes représentatifs, sans m'occuper d'en provoquer la répétition.

Peut-être s'en étonnera-t-on, si l'on perd un instant de vue l'influence nécessaire que les fonctions de l'esprit exercent sur les organes vocaux. Telle est cependant cette influence que rarement notre muet arrive à ce point de développement où nous venons de le laisser sans avoir commencé à parler. Il est possible néanmoins que le mutisme persiste. Comme on ne peut plus alors en accuser ni l'attention, ni la mémoire, ni la compréhension, il faut en chercher la cause dans l'inaction des facultés imitatives, et en provoquer l'exercice pour en obtenir la parole. Voici comment l'on s'y prendra.

L'on observera l'enfant avec soin, et l'on s'attachera à remarquer quelles sont celles de ses actions déja apprises par l'imitation qu'il exécute avec le moins de répugnance et de maladresse. On cherchera alors à les compliquer, à les rendre de plus en plus longues et difficiles, en lui montrant toutefois par quelles manœuvres on peut lever ces difficultés et exécuter ces nouvelles combinaisons.

Passant ensuite à des actes d'une imitation plus délicate, on pourra l'amener à tracer des caractères alphabétiques, ou mieux encore à copier quelques dessins linéaires des plus simples, comme ceux d'une clef, d'un couteau, d'une montre.

Ces exercices d'une imitation manuelle le conduiront sans peine à ceux de l'imitation orale, sentant si l'on a le soin de choisir pour ces premières répétitions le jeu apparent des organes de la voix et de la parole. On l'exercera donc à imiter tous les mouvements visibles des lèvres et de la langue, ainsi que l'action de souffler, de tirer des sons d'un siflet, et de pousser des cris. De ce point, c'est-à-dire, de la facilité d'émettre volontairement des sons à celles de les modifier par une articulation visible, il n'y a qu'un pas qui est bientôt franchi.

Il peut se faire cependant qu'on n'obtienne aucun succès marqué de ces méthodiques provocations adressées à l'instinct de l'imitation ; alors il ne reste plus qu'un dernier expédient à tenter : c'est de faire un appel exclusif à celui des sens qui est spécialement chargé de diriger l'imitation vocale, au sens auditif ; c'est de refouler vers celui-ci toute la sensibilité de relation, toutes les forces de l'attention, qui jusqu'alors se dépensaient entièrement par les yeux, et de condamner ceux-ci à l'inaction, en les environnant des ténèbres les plus profondes.

Deux moyens bien simples se présentent pour priver notre muet de la lumière. Le premier, qui consiste à l'enfermer dans une chambre entièrement soustraite à la clarté du jour, est fort incommode pour les parents, et pour tous ceux qui, chargés de le soigner et de lui parler, se trouvent ainsi condamnés à la même privation. Le second moyen de l'aveugler est de lui couvrir la moitié supérieure de la figure d'une espèce de demi masque, sans ouverture pour les yeux, fait de fer-blanc battu, et doublé d'une peau douce et épaisse. On le maintient solidement en place au moyen de fortes courroies, qui, après avoir embrassé la tête en différents sens, reviennent s'appliquer sur le masque, pour y être solidement fixées par des vis.

Cette seconde méthode à l'inconvénient de jeter notre pauvre muet dans une sombre tristesse; mêlée de transports de colère et de rage; mais cet état violent est de peu de durée. Au bout de cinq à six jours, si le fâcheux appareil a résisté aux aveugles efforts tentés par des mains furieuses, si surtout il n'a pas été momentanément et furtivement détaché par quelques mains compatissantes, le calme et la résignation succèdent à la colère et à la tristesse. Alors on voit notre aveugle-muet se distraire parce qu'il entend, et prendre un intérêt tout nouveau aux bruits et aux sons qui frappent son oreille maintenant très attentive. La lenteur et les tâtonnements qu'il est obligé de mettre dans toutes ses actions font évanouir sa fougueuse mobilité. Bientôt enfin l'impossibilité où il se trouve de manifester ses besoins et ses volontés par des signes manuels ou par le langage d'action, le font recourir à la parole.

Trois tentatives de ce genre, dirigés contre un mutisme opiniâtre, ne suffisent point pour m'autoriser à en déduire des conséquences générales.

Je dirai seulement que sur deux de ces muets, le résultat fut, au bout de quatre et de six mois, aussi heureux et aussi complet que j'en avais conçu et donné l'espérance. Le troisième ne retira de cet aveuglement artificiel d'autre avantage que de retenir et de répéter quelques mots isolés, et de comprendre beaucoup mieux ceux qu'on lui adressait. Mais ce résultat, à peu près négatif, ne doit pas être mis en ligne de compte, par la raison que cet enfant complètement idiot, ne m'avait point paru, lors même que je donnais les conseils de soumettre son mutisme à cette épreuve, devoir retirer un grand avantage de l'acquisition de la parole. J'avais eu plus d'une fois l'occasion de me convaincre que l'exercice de cette noble faculté, sans diminuer sensiblement l'idiotisme, ne servait qu'à ajouter à son affligeante manifestation. Il en fut ainsi chez cet enfant.

Les deux autres, et tous ceux qui réunissaient les conditions de perfectibilité que j'ai indiquées plus haut, ont non seulement recouvré la parole, mais trouvé encore dans l'exercice de cette fonction un puissant moyen de développement intellectuel. C'est d'après les observations que j'ai recueillies sur eux dans l'espace de vingt années, que j'ai composé ce mémoire. J'y ai fait entrer cependant quelques-unes de celles que m'ont offertes dans ce laps de temps plusieurs autres individus atteints de la même infirmité, et que, par différentes raisons, je n'ai pu soumettre au même traitement. J'ai tenu compte également du petit nombre de ces muets qui ont recouvré la parole, soit spontanément, soit à l'aide des soins inspirés par la tendresse maternelle. La totalité de ces individus ainsi venus à ma connaissance peut s'élever à quarante, parmi lesquels dix-huit ont reçu mes soins et mes conseils. J'en ai déjà dit le résultat.

Mais parmi ces résultats heureux, il en est un, Messieurs, qui n'était ni dans mes vœux ni dans mes espérances, celui de faire du récit de ces observations le sujet d'une communication si honorable pour moi. Puisè-je l'avoir rendu digne de votre attention, je n'ose dire de vos suffrages. Toutefois, en le souhaitant vivement, je cède bien

moins à un sentiment de vanité, qu'au désir de voir mes faibles travaux, ainsi recommandés, porter des consolations et l'espérance dans le sein des familles qu'afflige cette espèce d'infortune.

DE L'ÉDUCATION PHYSIOLOGIQUE

DU

SENS AUDITIF

CHEZ LES

SOURDS-MUETS

Question soumise par le gouvernement au jugement de l'Académie.

Rapport fait par M. HUSSON.

Un membre de cette Académie conduit par sa position médicale à faire de l'état physique et moral des sourds-muets l'objet spécial de ses observations, a été frappé de celle-ci : que chez un certain nombre de ces infortunés il n'y avait pas absence, mais faiblesse de l'audition; et que cette faiblesse native s'augmentait d'un affaiblissement accidentel produit par l'inaction totale de ce sens; d'où il a été amené à comparer l'organe auditif ainsi privé de ses fonctions, à un membre frappé d'une faiblesse originelle et qui reprend ses forces par des exercices appropriés et méthodiques. Fondée sur ce rapprochement, l'éducation physiologique du sens auditif, tentée sur un certain nombre de sourds-muets qui n'étaient pas complètement privés de l'audition, a donné à M. Itard des résultats satisfaisants dont les premiers, portés à la connaissance de la société de médecine établie dans le sein de la faculté, remontent à l'année 1808. Notre confrère n'a pas dû se borner à ces premiers succès; il a dû travailler à les reproduire pour le but qu'il se proposait, et qui n'était pas seulement de rendre l'ouïe et la parole à quelques sourds-muets, mais encore d'obtenir que sa méthode éprouvée par des succès répétés, fut introduite dans l'enseignement de cette classe d'infortunés. C'est en effet ce que l'Administration de l'Institution de Paris s'est proposé d'établir après s'être fait rendre compte par M. Itard de ses travaux et de leurs résultats sur l'ouïe des sourds-muets, depuis plus de trente ans qu'il est leur médecin. Tel est l'objet de trois mémoires ou rapports adressés par lui à cette Administration, et par elle au ministre de l'intérieur qui les a transmis à l'Académie avec invitation de lui faire connaître son jugement sur cet important sujet.

L'Académie s'est empressée d'en confier l'examen à une commission spéciale qui a d'abord reconnu que si elle avait à examiner les trois mémoires de M. Itard, elle avait encore plus particulièrement à examiner la méthode expérimentale qui avait produit les faits qu'elle devait apprécier, et que ce n'était que par cette espèce de confrontation de la méthode et de ses résultats qu'elle pourrait prononcer un jugement éclairé sur l'une et sur les autres.

Dans la position où M. Itard se trouve placé vis-à-vis de l'Académie, la commission a pensé qu'elle ne pouvait s'établir juge de ses trois mémoires, mais elle a pensé aussi qu'elle pouvait, sans s'exposer à compromettre le sentiment d'impartialité qu'elle doit mettre dans le jugement des œuvres et des opinions de ses membres, dire ce qu'elle a vu, et faire connaître l'impression qui lui est restée de ce dont elle a été témoin.

Tel est, messieurs, l'objet du rapport que j'ai l'honneur de vous présenter au nom de MM. Antoine Dubois, Coutanceau, Adelon, Gueneau de Mussy, Roux et Pariset, que vous avez chargés, conjointement avec moi, d'examiner les trois mémoires de notre collègue M. Itard.

Notre premier soin comme notre premier devoir a été d'en prendre une connaissance exacte. Mais nous avons senti qu'en nous bornant à cet examen, et qu'en vous en présentant un simple résumé, nous ne pourrions pas vous offrir toutes les garanties que vous aviez droit d'attendre de notre zèle et que notre travail, borné à une sèche analyse de faits écrits serait loin de pouvoir vous suffire pour répondre au ministère.

Nous avons donc jugé convenable, après nous être bien pénétrés des faits contenus dans les rapports de M. Itard, de le prier de renouveler devant nous toutes ses expériences. C'est ce qu'il s'est empressé de faire avec une complaisance qui a toujours été au devant de nos désirs, en nous exposant le but, le mode, l'enchainement, les effets variables de ses procédés, et ce n'est pas sans un vif intérêt que nous avons vu par combien d'épreuves diversement modifiées, par combien d'essais multipliés, par quels efforts de patience il avait amené des sourds-muets à parler et entendre, non pas, sans doute, comme le reste des hommes, mais au moins de manière à les faire sortir du désespérant isolement dans lequel les plonge cette déplorable infirmité.

A cet égard, messieurs, on se ferait une fausse idée de la surdi-mutité si on pensait que tous les sourds-muets fussent complètement privés du sens de l'ouïe. Il en est beaucoup parmi eux qui ne tirent aucun parti de ce sens, par la raison que ces fonctions ne peuvent s'exécuter qu'au moyen d'une attention pénible et qu'en se dispensant d'écouter, le sens auditif a perdu, en apparence, la faculté d'ouïr. Or, si l'on soumet ces sortes de sourds-natifs à des exercices méthodiques d'acoustique qui habituent peu à peu l'oreille à percevoir et comparer les sens, on obtient d'un membre affecté d'une débilité congéniale; on le rend à ses fonctions par l'exercice forcé de ces mêmes fonctions. Voilà l'idée première d'après laquelle M. Itard a été conduit, il y a vingt ans, à tenter sur une douzaine de sourds-muets une série de travaux et d'expériences, dont le résultat fut de rendre sans opération ni traitement à six d'entre eux la faculté d'entendre et de parler.

Il est hors de notre sujet de rapporter ici dans tous leurs détails les expériences faites en 1805 sur ces six sourds-muets, et dont toutes les circonstances furent, comme plusieurs d'entre nous peuvent se le rappeler, présentées avec une grande étendue dans deux mémoires que M. Itard lut en 1808 à l'ancienne société de la Faculté de médecine. Il suffit seulement de se souvenir que dans ces expériences M. Itard eut d'abord recours aux sons les plus pénétrants pour stimuler le sens auditif de ses six sourds-muets ; qu'il frappa d'abord leur oreille du son retentissant d'une cloche d'église qu'il avait fait suspendre dans le lieu de ses séances ; qu'il diminuait chaque jour l'intensité du son, soit en éloignant davantage le sourd-muet de la cloche, soit en frappant l'instrument avec un corps mou ou avec la paume de sa main ; que lorsqu'il s'apercevait que l'ouïe s'affaiblissait, il le ranimait subitement par l'émission de quelques sons plus forts, et que passant aussitôt aux plus faibles, il avait la satisfaction de voir ses sourds-muets y redevenir tout aussi sensibles qu'auparavant. Plus tard, pour maintenir l'excitabilité de l'organe, M. Itard faisait vibrer légèrement un timbre de pendule près de l'oreille du sourd-muet : il s'éloignait lentement de lui sans donner plus d'intensité au son qu'il tirait de l'instrument ; il augmentait et soutenait par ce moyen, la susceptibilité de perception, au point qu'il faisait entendre à la distance de vingt-cinq pas des sons que le même enfant ne pouvait saisir à plus de dix, lorsqu'il se contentait de le placer de prime abord à cette distance ; et comme ces expériences se faisaient dans un corridor long et étroit, notre confrère avait eu le soin de placer ses sourds-muets sur la même ligne, de sorte qu'en s'éloignant d'eux à petits pas, il marquait sur l'une des murailles de ce corridor les divers points de distance où chacun de ces sourds-muets avait cessé d'entendre. Par là il avait sur une échelle très exacte la somme des progrès obtenus.

Mais il ne suffisait pas à M. Itard d'avoir façonné l'oreille à ce nouveau mode de perception du son ; il s'occupa de chercher à lui faire juger la direction de ces sons. Pour cela il se munit d'une petite cloche qu'il faisait sonner en la promenant tout autour de ses sourds-muets : pendant que ceux-ci, les yeux bandés, indiquaient de la main, d'abord avec incertitude, et, peu de jours après, avec assurance et sans méprise les différents points où il se transportait avec sa clochette.

A cette troisième série d'expériences qui indiquait la perception de la direction du son, en succéda une quatrième qui eut pour but de développer un degré d'audition de plus, et de rendre ses sourds-muets sensibles à une sorte de rhythme musical. M. Itard s'arma, en conséquence, d'un tambour, et se mit à battre tant bien que mal quelques marches des plus simples et des plus lentes. Il obtint de ce moyen tout le résultat qu'il s'en était promis, au point qu'au bout de quelques jours d'un pareil exercice ses sourds-muets, en attendant dans le lieu des séances, battaient eux-mêmes les marches, et en faisaient sentir la mesure avec précision. Au tambour succéda la flûte, dont les sons, par leur analogie avec ceux du larynx pouvaient être une sorte d'introduction à l'audition de la voix humaine, et se prêtaient facilement par leur élévation ou leur abaissement à faire juger la différence des tons hauts et des tons bas.

Mais à quoi eut servi pour l'établissement des rapports sociaux que le sourd-muet entendit ces mêmes sons; qu'il jugeât de leur distance, de leur direction? il fallait l'apprendre à les distinguer, il fallait l'instruire à les imiter par la parole, il fallait enfin fonder ce rapport merveilleux et inaperçu qui existe entre l'ouie et la parole chez tous les individus qui entendent et qui parlent.

Si l'on arrête un instant la pensée sur le rôle admirable que joue l'imitation dans la première éducation de l'homme, on est surpris de voir que la parole, qui n'est que le premier essai de cette imitation naissante, en soit précisément le résultat le plus difficile et le plus digne d'attention. Ce qu'il y a de plus étonnant, c'est que cette disposition innée qui fait rendre au larynx les sons que l'oreille perçoit est d'autant plus active et plus intelligente, que l'homme et plus près de sa première enfance. A cette époque l'enfant n'a pas encore la force d'imiter les mouvements musculaires qu'il voit faire, et qui sont les plus fréquents de la vie extérieure; toutes ses facultés imitatives se trouvent concentrées dons les organes de la voix et de l'ouie, de telle sorte qu'il est incomparablement plus facile à un enfant qu'à un adolescent de saisir par imitation le mécanisme de la parole, et d'apprendre, sans le savoir, à parler en même temps plusieurs langues. Aussi cette éducation du larynx chez les sourds-muets ; cette représentation, par l'organe de la voix, des sons que l'oreille vient d'être instruite à percevoir, en un mot, ce mécanisme visible des sons a été une des choses lès plus difficiles que M. Itard ait rencontrées dans le cours de ses intéressantes et ingénieuses expériences. Et cette difficulté repose tout entière sur deux faits, savoir : 1° qu'il y a très peu de sourds complètement sourds, et 2° que les enfants qui naissent légèrement sourds tombent dans un mutisme aussi complet que ceux qui naissent complétement sourds. Chez les premiers il y a impossibilité au larynx de réfléchir, pour ainsi dire, le son que l'oreille ne perçoit pas chez les sourds, où il n'y a qu'une simple difficulté d'entendre, qu'elle soit native ou accidentelle, il est de fait que pour surmonter cette difficulté il faut une attention, un travail, une étude qu'il est impossible d'attendre d'un enfant de quinze mois, de deux, de trois, de quatre ans et plus ; et dès lors cette difficulté, qui équivaut à l'impossibilité, place ces enfants sourds à demi, parmi ceux qui le sont complètement.

A cet égard, on commettrait une grande erreur, si, voulant établir une comparaison entre deux individus dont l'un naitrait dur d'oreille et l'autre faible de la vue, on pouvait croire que l'audition finirait par acquérir ce que la vue acquiert dans le cours de la vie. L'infirmité du premier le prive de toute éducation, elle le rend presque hébété ; il cherche à entendre, il épie vos gestes, et ne peut point par la parole répéter des sons que son oreille perçoit mal. Toute son attention étant fixée sur votre personne ne peut se prêter à cette opération dont il a été question, à façonner son larynx à rendre le son que son oreille perçoit d'une manière confuse et uniforme. Dès lors ce demi-sourd marche de pair avec les sourds complets. Mais si on lui applique une éducation spéciale, on le fait sortir de la classe des sourds, et on parvient par là à le placer dans la catégorie des demi-sourds, des demi-entendants. L'homme, au contraire, qui nait avec une vue faible, retire à peu de chose près, sous le rapport de la perfection de son éducation, les mêmes avantages que ceux qui naissent avec ce sens parfait : il n'a besoin d'aucune éducation spéciale. C'est un fait d'observation jonrnalière sur lequel il est inutile d'insister.

Ainsi, pour que notre éducation se fasse par l'ouïe, il faut que cet organe soit parfait. Médiocre, il est comme s'il n'existait pas. La commission a pu s'assurer de ce fait : elle a vu, à l'institution des Sourds-Muets, un enfant qui ne diffère de ceux qui entendent et parlent, que parce qu'il confond l'*e* muet avec la voyelle *e*, et la diphtongue *eu* ; et M. Itard, qui a recueilli depuis longtemps tout ce qui concerne l'éducation des sourds-muets dans divers pays, a confirmé cette observation par la remarque suivante : c'est qu'en Espagne et en Italie ces demi-sourds, si on peut s'exprimer ainsi, peuvent être élevés par une éducation ordinaire, parce que la langue de ces deux pays n'est pas hérissée de cette énorme quantité de nos syllabes muettes françaises que nos enfants demi-sourds n'entendent pas et qui est pour eux un obstacle invincible à ce qu'ils puissent recevoir l'éducation commune ; et enfin, parce que toutes les finales de ces langues sont extrêmement sonores.

Il s'agissait donc d'amener ces demi-sourds natifs ou de naissance à entendre et à parler comme le demi-sourd accidentel, comme celui qu'un accident quelconque a privé de l'intégrité de l'audition à une époque où déjà son intelligence était formée, et où il avait eu, par son éducation première, les rapports sociaux ordinaires de la vie.

Il n'est pas rare de rencontrer dans le monde de ces demi-sourds accidentels, qui, une fois le sujet de conversation saisi et connu, finissent par suivre complètement le sujet, le traiter eux-mêmes, et se prêter avec une grande facilité à l'entretien. Ils entendent peu, voient beaucoup et devinent le reste. On conçoit que la plus grande partie des choses qu'ils devinent est infiniment plus grande pour eux que pour le sourd natif, parce que, avant l'accident qui les a privés de l'ouïe, ils ont joui de l'exercice libre et complet de l'organe, et que par conséquent ils sont, par leurs antécédents, plus versés que lui dans ce qu'il devrait être permis d'appeler *le devinement*.

Cette vérité a été complètement démontrée par l'expérience suivante faite sur deux jeunes gens à peu près du même âge, affectés d'une demi-surdité, qui, chez l'un, datait de sa naissance, et qui était survenue accidentellement chez l'autre depuis six ans. Le premier, le sourd natif, qui recevait chez ses parents, sous la direction de M. Itard, une éducation spéciale, était parvenu, au bout de cinq ans, à saisir facilement les paroles qui lui étaient directement adressées, et à parler d'une manière facile et intelligible ; mais ses phrases étaient détachées, sans liaisons, extrêmement simples, lentement conçues, de telle sorte qu'il parlait sans pouvoir réellement converser. L'autre, au contraire, le sourd accidentel, quoique moins intelligent et plus sourd que le sourd natif, et réduit comme lui à la simple audition directe, avait une conversation libre, facile, animée, qui n'exigeait de son interlocuteur placé vis-à-vis de lui, ni redite des mots, ni élévation de la voix.

M. Itard s'attacha à réparer, par des épreuves faciles à imaginer, la part, qu'avaient à cette audition d'abord les oreilles, puis les yeux, enfin l'intelligence. Il eut alors la preuve que celle-ci (l'intelligence) ou pour mieux dire *l'entente* de la phrase en faisait presque tous les frais, tandis que le sourd natif était à peu près borné au seul office des yeux et des oreilles. Dès lors il fut démontré que pour une ouïe faible c'était peu d'exercer l'oreille à entendre les sons vocaux, les yeux à juger de leur mécanisme visible, mais qu'il fallait encore, et avant tout, cultiver l'esprit, l'enrichir des matériaux de la conversation, le familiariser avec la combinaison des idées, avec les signes qui les représentent, enfin avec l'enchainement grammatical de ces signes et avec leur dépendance réciproque. Car ce n'est qu'avec un grand nombre d'idées acquises que l'on peut entendre à demi-mot et ici nous pouvons avec quelque exactitude faire l'application du proverbe : *A bon entendeur demi-mot*.

C'est là le but que s'est proposé notre collègue, c'est là ce qu'il a cherché à démontrer à votre commission dans les différentes réunions qui ont eu lieu dans la maison des sourds-muets.

M. Itard a d'abord établi la rareté de la surdi-mutité complète. Il admet qu'un cinquième de ses sourds-muets est complètement sourd. Sur les quatre autres cinquièmes, deux cinquièmes confondent la parole avec les autres bruits. Restent deux cinquièmes qui entendent la parole plus ou moins distinctement, et qui, en raison de l'aptitude de l'audition, peuvent être divisés en quatre classes.

Dans la première, il range les sourds-muets qui distinguent tous les sons vocaux, pourvu qu'ils leur soient adressés directement, lentement, à haute voix, et qu'ils soient souvent répétés.

Dans la deuxième sont ceux qui distinguent les sons vocaux, tant voyelles que consonnes moins parmi ces dernières (les consonnes), celles que l'on appelle similaires, analogues, telles que le *ba* et le *pa*, *fa* et *va*, *ta* et *da*. Ils confondent également l'*ou* et l'*o*, l'*é* et l'*eu*.

La troisième se compose de ceux qui confondent tous les sons syllabiques ou inarticulés les plus dissemblables, comme *pain* et *faim*, *gant* et *dent* en conservant toutefois la facilité de distinguer encore les voyelles.

Enfin ceux de la quatrième confondent entre eux tous les sons vocaux, en les distinguant des autres sons ; c'est-à-dire que leur perfection auditive est bornée à distinguer le son parlé du son frappé.

Ces demi-sourds ou sourds entendants, à quelqu'une de ces quatre catégories qu'ils appartiennent, présentent ce phénomène remarquable que, soumis à des exercices méthodiques, ils acquièrent promptement un degré d'audition de plus et quelquefois, mais rarement, deux. L'amélioration obtenue par les exercices chez les enfants de la quatrième classe (ceux qui distinguent seulement les sons vocaux des bruits), peut représenter facilement, aux yeux des personnes peu versées dans ces sortes de connaissances, une véritable guérison ; et on croit avoir fait d'un enfant complètement sourd un enfant entendant, parce qu'il aura distingué le mouvement d'une montre, du bruit d'une phrase prononcée à haute voix. Ce qui peut produire cette erreur et lui donner une apparence de vérité, c'est que le sourd a besoin de quelques jours d'exercice pour se reconnaître et pour comprendre les signes par lesquels il doit manifester la sensation nouvelle à laquelle on le soumet. Or, comme on se trouve naturellement séduit, pour ainsi dire, par ces premiers progrès, qui semblent être les plus difficiles à faire pour arriver à une audition moins obtuse, et que ces progrès frappent d'autant plus, qu'il sont les premiers, on se hâte trop tôt d'en conclure qu'un sourd-muet est guéri.

Il y a, en outre, comme nous avons eu déjà occasion de le dire, un si merveilleux rapport entre l'audition et la parole, que ces demi-sourds dont nous parlons ne sont également que des demi-muets ; de sorte que ces enfants répètent facilement et spontanément les sons qu'ils peuvent entendre : ils les répètent d'une manière plus ou moins confuse, selon que la perception en est elle-même plus ou moins confuse ; et il en résulte que les progrès de la parole, suivant naturellement ceux de l'audition, ces progrès sont très rapides dans le commencement des exercices.

Aussi on tomberait dans une grande erreur, si l'on concluait des progrès que l'on obtiendra par ceux que l'on a obtenus, l'altération organique de l'ouïe posant une barrière insurmontable au-delà de laquelle il n'est pas possible que l'éducation mécanique de l'oreille puisse agir.

Nous avons dit que les progrès sont très rapides dans les commencements des exercices auxquels on soumet les sourds-muets des quatre classes que nous avons établies. La raison en est que les premiers exercices ont pour objet les sons les plus forts et dont le mécanisme est le plus sensible. Mais comme l'audition n'arrive jamais au point de distinguer entre eux les sons vocaux qui se trouvent rapprochés par une grande analogie, et de saisir l'intonation, l'accentuation, l'euphonie du langage, il en résulte que toutes ces modifications ne se font jamais sentir dans le langage parlé donné aux sourds-muets, langage qui, par cette raison, reste toujours rude, sans expression et dépourvu de presque tous les sons vocaux, comme on l'observe chez les Allemands qui parlent notre langue.

Mais c'est là une des moindres difficultés de cette restauration forcée des organes auditifs et vocaux. Un obstacle plus insurmontable, qui reste tout entier quand on a redonné au sourd-muet la faculté de saisir par l'ouie et de répéter par la parole les sons vocaux, est de rendre ces enfants aptes à la conversation. Jusque là, en effet, il n'y a entre lui et les personnes avec lesquelles il vit et avec lesquelles il s'entretient d'une manière qui est toujours lente, pénible et défectueuse, aucun échange avantageux. Il ne fait que traduire par la parole les idées qu'il exprimait jusque-là par des signes, mais sans qu'il puisse, par ce moyen, les augmenter ces idées, les agrandir, les éclairer : en un mot, toutes celles qu'il acquiert sont plutôt en quelque sorte le travail d'une leçon bien apprise de mémoire que le résultat du développement de l'intelligence : c'est toujours un sourd-muet.

Et ici les méditations du philosophe doivent s'associer aux inductions du physiologiste pour suppléer à ce qui manque au sourd-muet qu'on est parvenu à faire entendre d'une manière incomplète. Car, quels que soient les avantages que l'oreille ait pu retirer de l'excitation méthodique à laquelle elle a été soumise, elle reste toujours fermée à l'audition indirecte, qui est cette faculté d'entendre, non plus seulement ce qui nous est dit directement, face à face par une voix habituée, mais encore ce que toute personne peut dire à une autre, tout ce que disent entre elles et autour de nous, souvent simultanément, plusieurs interlocuteurs, faisant ce qu'on appelle une conversation générale.

Cette voie de communication, aussi riche qu'importante, est celle par laquelle le plus grand nombre des idées arrive à l'enfant, et au moyen de laquelle il se façonne promptement aux formes de la conversation. Pour s'en convaincre, il suffit de remarquer combien est bornée celle de ces enfants qui, atteints dès leur naissance d'une simple dureté de l'ouïe, sont réduits à n'entendre que ce que leur adressent directement un père, une mère, un instituteur.

Bornée à ce mode de perception, l'oreille est d'un faible secours dans l'éducation, qui devient par là d'autant moins fructueuse pour l'élève qu'elle est plus pénible pour l'instituteur. C'est au point que, si l'enfant n'est entouré de soins actifs et intelligents dictés par une profonde connaissance de la métaphysique du langage, il cesse d'écouter et finit par tomber dans le mutisme. Aussi les enfants qui n'entendent que ce qu'on leur dit directement, sont toujours retardés, peu instruits, privés d'une foule d'idées sociales. Leur débilité de l'ouïe n'étant pas assez forte pour amener toujours le mutisme, ils reçoivent dans leurs familles une éducation plus ou moins complète, et qui est telle cependant qu'ils restent étrangers à une foule d'idées, et que le développement de leur esprit est incomplet. Il est au-dessus de la patience des parents, au-dessus de la force morale de l'enfant, au-dessus du courage d'un instituteur, si intelligent qu'on le suppose, de triompher de cet obstacle. L'indication importante qui se présente dans ces sortes de cas pour fournir à l'enfant les éléments de la conversation ou, si l'on veut, les phrases régulières, est de trouver un moyen qui remplace l'audition indirecte; et il n'y en a pas de plus efficace que de placer ces enfants dans une institution de sourds-muets. Rien, en effet, ne peut remplacer pour eux l'éducation qu'ils peuvent y recevoir, par la raison que la vue continuelle des signes qu'on leur fait et qu'ils se font entre eux, remplace pour eux cette source si féconde du développement de leur intelligence, l'audition indirecte.

C'est cette éducation double ou plutôt mixte que M. Itard a essayée sur les enfants des quatre classes spécifiées plus haut de l'institution des Sourds-Muets, c'est celle dont il nous a rendu témoins, et dont nous devons rendre compte à l'Académie.

Il s'est d'abord occupé de développer la sensibilité de l'ouïe, en la frappant des sons de la voix les plus rudes, tels que le *pa*, le *ra*, le *ta*, le *fa*, et le *ca*. Lorsque, après un certain laps de temps consacré à exercer l'ouie à entendre ces sons et la parole à le répéter, il s'apercevait que l'oreille restait insensible à certains de ces sons, ceux-ci formaient la matière d'un autre exercice.

A défaut de l'oreille, deux autres sens étaient alors appelés à les faire connaître et répéter aux sourds-muets. On lui faisait juger alors par la vue de ceux qu'articulent la langue et les lèvres, le *pa*, le *ta* et le *fa*; par le toucher de ceux qui ébranlent le larynx, le *ra*; de ceux qui font gonfler le gosier le *ca*; de ceux qui font vibrer les cartilages du nez d'une manière sensible au toucher, le *ma*, le *na*,

Malheureusement les secours que la vue, le toucher et les démonstrations analytiques peuvent fournir pour obtenir la répétition des sons non entendus, ne peuvent s'appliquer à tous.

Il est quelques-uns de ces sons que les sourds-muets ne peuvent ni apprécier, ni répéter.

Nous avons remarqué que ce sont particulièrement les consonnes douces qui tiennent à une articulation de ces mêmes sons, modification que l'on ne peut ni faire, ni voir, ni expliquer aux sourds-muets; car nous aurions nous-mêmes de la peine à expliquer quelle différence de mécanisme peut les produire. Tels sont le *ba* comparé au *pa*, le *ca* au *ga*, le *da* au *ta*, le *fa* au *va*. De là les sourds-muets, auxquels on ne peut faire sentir cette différence, qui par conséquent ne peuvent la moduler, confondront toujours par la même raison les syllabes analogues; ils ne pourront faire de différence entre *jabot* et *chapeau*, *vrai* et *frais*, *pain* et *bain*, *pont* et *bon*, *doigt* et *toit*, *goût* et *cou*, ; et dès lors, voilà près de la moitié des combinaisons alphabétiques de notre langue qui vont porter la confusion dans tous les mots où elles entrent ; et ces mêmes mots la portent, à leur tour, dans les phrases qu'ils commencent à former. Ces mots confus, ces phrases tronquées fatiguent en même temps l'audition et l'intelligence de l'enfant. Rebuté d'un mode de communication aussi pénible qu'impuissant, il se déshabitue d'écouter et de parler, il se sent forcé d'adopter la langue des signes naturels joints à quelques autres qui deviennent de convention entre lui et ses alentours ; et cela suffit au petit nombre de ses idées et de ses relations. C'est ce qu'on voit arriver, surtout chez ceux de ces enfants qui sont nés dans l'indigence, ou qui ont été privés dès leur bas-âge des soins industrieux d'un père et d'une mère.

Au lieu de cette éducation toute mimique, M. Itard a donné aux sourds-muets l'éducation que nous nommerons *physiologique*, et qui, comme nous l'avons dit, consiste à former graduellement l'aptitude à l'audition. Il en a fait l'essai devant nous ; et nous avons pu nous convaincre que les résultats de cette sorte d'éducation ne sont pas les mêmes chez tous les demi-sourds qui l'ont reçue. Nous avons vu chez la plupart des individus soumis à nos expériences qu'il y avait développement du peu d'audition dont ils sont doués, et que chez le reste cette culture, sans améliorer, sans étendre le sens de l'ouïe, donnait seulement à l'organe plus d'aptitude à percevoir les sons. Les uns et les autres de ces individus arrivent à parler ; mais les premiers y arrivent avec une audition progressivement améliorée, les autres avec le même degré d'audition que celui dont ils ont toujours été doués : ceux-ci n'ont appris qu'à écouter, les autres sont parvenus à mieux entendre.

C'est ce que nous avons observé sur cinq sourdes-muettes et cinq sourds-muets qui ont été soumis à ce traitement physiologique. Parmi ces dix élèves, six ne font encore qu'épeler, c'est-à-dire prononcer les syllabes, soit en les lisant, soit en les écoutant pour les répéter ensuite. Pour cette répétition tous s'aident de l'office des yeux ; et la commission s'est assurée du parti que ces enfants tiraient de ce sens et de celui de l'ouïe en même temps, en leur faisant répéter comparativement le même son prononcé, tantôt devant, tantôt derrière eux. Parmi les quatre autres qui sont et mieux entendants et exercés depuis longtemps nous avons remarqué deux sourdes-muettes exercées depuis un an, qui entendent et prononcent très distinctement des mots qui leur sont adressés, non seulement par des personnes entendantes et parlantes, mais encore lorsque l'une de ces sourdes-muettes les articule devant d'autres.

La commission a suivi avec intérêt cette expérience. Elle a vu une de ces sourdes-muettes placée vis-à-vis de l'autre, et la tenant par la main, prononcer des mots avec une netteté d'intonation qu'elle cherchait à rendre d'autant plus distincte, que la répétition de la part de sa compagne paraissait plus ou moins inexacte, de sorte qu'elle devenait un maître de parole attentif pour sa compagne, qui, à son tour, quittait le rôle d'écolière pour devenir aussi maîtresse à son tour. Les progrès dans ce genre d'exercice nous ont paru rapides, car nous avons pu en remarquer de très notables d'une séance à l'autre dans un intervalle de quinze jours.

Il reste, de ce nombre de dix, deux sourds-muets qui se trouvent, en quelque sorte, à la tête de cette classe de sourds-muets parlants. Quoique plus avancés que les deux sourds-muets dont nous venons de rapporter le rôle alternatif d'écolière et de maîtresse, l'audition de ces dernières a acquis bien plus de développement et la Commission a tout lieu de croire qu'elles atteindront un plus haut degré de développement dans les facultés d'entendre et de parler; qu'enfin pour elles les résultats de cette espèce d'éducation seront bien plus complets que chez les deux sourds-muets qui cependant sont, comme nous nous en sommes convaincus, arrivés au point de pouvoir converser par la parole si l'on a toutefois la précaution de leur parler lentement et très distinctement.

Nous leur avons adressé un grand nombre de questions prises au hasard, et ils y ont intelligiblement répondu. Nous leur avons commandé oralement quelques actions qui ont été exécutées sans méprise. Nous avons également provoqué chez eux l'exercice de la parole en les mettant dans la position de nous questionner à leur tour. Des questions nous ont été nettement adressées par eux, nous y avons répondu distinctement, et ils ont pu saisir les réponses provoquées par leurs questions.

Deux sourds-muets rendus par ce procédé à la faculté d'entendre et de parler nous ont offert un sujet de comparaison qui nous a prouvé l'importance de cette éducation double. L'un était élevé dans une famille de personnes

entendantes, et l'autre au milieu de sourds-muets. Aucun avantage qu'on puisse attribuer au bénéfice de l'entourage n'existait pour le premier ; on aurait pu croire que les soins de cette famille, que sa sollicitude, que son influence sur cet enfant d'adoption, pour ainsi dire, aurait amené un résultat supérieur à celui qu'on obtient de l'éducation par signes dans une institution de sourds-muets. Le contraire est arrivé : sa conversation orale nous a paru plus bornée, plus circonscrite que celle du second. Et la commission ne balance pas à admettre, comme cause unique de cette différence, de ce peu d'influence de la société parlante sur ce sourd-muet, de cette supériorité intellectuelle, en un mot, du deuxième sur le premier, l'observation que nous avons déjà faite sur l'audition directe et indirecte, observation que nous ne pouvons trop répéter, savoir, que pour tout enfant qui n'est doué que de l'ouie directe, tout ce qui se dit autour de lui n'arrive ni à son oreille ni à son entendement, qu'il est, sous ce rapport, comme un autre enfant qui serait entouré de sourds-muets ; que pour tous les deux les soins directs donnés à leurs facultés entendantes et parlantes étant les mêmes, à intelligence égale, le résultat sera le même sous le rapport de l'audition ; mais que, sous le rapport de la conversation ,il sera plus avantageux pour celui qui aura vécu avec des sourds-muets. Car la Commission ne peut trop le répéter, pour un enfant entendant peu le langage naturel, celui au moyen duquel le développement moral peut se faire, n'est plus le langage de la parole, c'est celui des signes ; c'est par lui que l'esprit doit se développer ; que les idées doivent se former ; et la parole ne vient ensuite que comme une traduction du langage mimique, comme un mode de manifestation des idées acquises par les signes.

D'après toutes ces considérations qui ne sont qu'une conséquence des diverses expériences auxquelles nous avons assisté, la Commission pense :

1° Que l'éducation qui consiste dans la combinaison des signes manuels avec la parole est possible dans un dixième des enfants admis dans l'établissement des Sourds-Muets ;

2° Que cette éducation a pour avantage d'améliorer le sens auditif au point d'amener l'élève à entendre une partie de la parole, à saisir par les yeux celle (partie de la parole) qui n'est pas entendue, et à compléter par l'intelligence et le jugement la partie qui ne peut être ni perçue par l'ouie, ni jugée par la vue ;

3° Que par suite de ces diverses améliorations qui résultent de cette éducation spéciale, le sourd-muet peut, nous ne dirons pas entendre, ce qui ne signifie rien, ni dire des mots, ce qui équivaut à peu de chose, mais converser oralement, et, par le même mode de communication, recevoir des ordres, aussi bien que rendre compte de ses actions ;

4° Que sous le rapport de l'exécution, cette éducation ne peut présenter de difficultés sérieuses, puisqu'elle peut se faire concurremment avec l'éducation mimique qui est la seule que l'on ait jusqu'à présent employée, et que l'on emploie encore aujourd'hui pour les sourds-muets ;

5° Que loin d'être entravée par celle-ci, l'instruction orale s'en trouve accélérée et facilitée au moyen des acquisitions intellectuelles que ne peut manquer de faire un enfant peu entendant au milieu d'une réunion d'enfants parlant le langage des signes ;

6° Que cette méthode modifie et doit nécessairement modifier d'une manière avantageuse le langage elliptique, informe et prolixe des signes, langage qui, en raison de ses imperfections, rend en général les idées du sourd-muet imparfaites et tronquées ;

7° Que la Commission regarde comme démontrée cette vérité médicale, qu'on ne peut trop répandre dans le public, dans les familles et parmi les médecins, savoir, que toute surdité congéniale ou de bas-âge, quelque légère qu'elle soit, rend l'éducation mimique indispensable ; par conséquent qu'elle rejette l'enfant dans la classe des sourds-muets, et que toute guérison qui ne restaure pas complètement l'audition est illusoire, en ce que l'exercice de ce sens et le recouvrement de la parole ne peuvent survenir spontanément, et qu'ils réclament l'usage de l'éducation spéciale dont nous venons de parler ;

8° Que le résultat définitif de cette éducation spéciale serait de renvoyer à leurs familles un dixième ou un douzième des enfants qui, arrivés chez leurs parents, leur parleraient une langue que ceux-ci entendraient, et au moyen de laquelle s'établiraient, de suite, des communications libres, faciles et réciproques ; ce qui n'est pas possible par le seul langage mimique ;

9° Enfin, que l'Académie doit accueillir et recommander au ministre de l'intérieur la proposition faite depuis longtemps et fréquemment renouvelée par M. Itard à l'administration de l'Institution royale des Sourds-Muets de fonder dans la dite Institution une classe destinée à apprendre les sourds-muets à parler.

Nous pensons, Messieurs, que l'Académie ne peut que s'applaudir de ce que le ministre lui a fourni les moyens d'associer son nom à l'amélioration d'une institution déjà si chère aux amis de l'humanité ; et en appuyant de son approbation la demande de M. Itard, l'Académie pourra, d'après la conviction qu'en a acquise sa commission, certifier que ce mode d'éducation n'est plus une épreuve à faire, ni une amélioration à tenter, mais que c'est une méthode heureuse, et justifiée par des succès, qui doit entrer pour toujours dans le système de l'enseignement suivi dans l'institution.

Nous devons, par conséquent, espérer que, dans cette grave question, l'assentiment de l'Académie Royale de médecine sera unanime et que l'opinion du ministre, éclairée par la nôtre, procurera à l'éducation des sourds-muets le complément que nous réclamons en leur faveur.

Lu et approuvé en séance générale, le 6 mai 1828.

Le secrétaire perpétuel,
E. PARISET.

Post-scriptum.

Les vœux de l'Académie ont été remplis. Peu de temps après ce rapport, des fonds ont été faits par le Ministre de l'Intérieur pour apporter à l'enseignement des sourds-muets les modifications avantageuses réclamées par l'administration de ce célèbre établissement, et garanties par les nombreux et utiles travaux de M. Itard.

Actuellement l'enseignement de la parole et la culture de l'audition sont en pleine activité dans l'Institut des sourds-muets de Paris.

Ainsi l'Académie royale de médecine peut produire comme un de ses titres à la reconnaissance de l'humanité, d'avoir contribué pour sa part à l'amélioration apportée par le gouvernement au sort de ces infortunés.

Décembre 1832.

Nous aurions préféré faire la réimpression des trois mémoires originaux d'Itard qui ont servi de base au rapport de Husson. Malheureusement nous n'avons pu nous les procurer. Peut-être ont-ils subi le même sort que la nouvelle édition qu'il préparait de son *Traité des maladies de l'oreille*. Nous poursuivrons nos investigations et pour ces mémoires et pour le rapport de Ph. Pinel et nous les publierons si nous avons la chance de les découvrir.

B.

TABLE DES MATIÈRES

Imprimerie des Enfants de Bicêtre.

BOURNEVILLE. Rapport sur l'utilisation agricole des eaux d'égout et l'assainissement de la Seine; présenté à la *Chambre des Députés.* — Volume in-4 de 165 p. — Prix : 3 fr. — Pour nos abonnés .... 2 fr.

BOURNEVILLE. Conférence sur l'assainissement de Paris et de la Seine. Extrait du *Bulletin de la Société centrale du travail professionnel* (séance du 5 mai 1880). Brochure in-8 de 27 pages. — Prix : 1 fr. — Pour nos abonnés.. 70 c.

BOURNEVILLE. Le choléra à l'hôpital Cochin. (Étude clinique). Paris, 1866. Brochure de 48 pages. — Prix : 1 fr. — Pour nos abonnés............. 70 c.

BOURNEVILLE. Manuel pratique de la garde-malade et de l'infirmière (6me édition), publié avec la collaboration de MM. Blondeau, de Boyer, E. Brissaud, Budin, P. Keraval, G. Maunoury, Monod, Poirier, Ch. H. Petit-Vendol, Pinon, P. Regnard, Sevestre, Sollier et P. Yvon. Cet ouvrage, adopté *par les Écoles Départementale et Municipales d'infirmiers et d'infirmières du département de la Seine* et de Paris, est divisé en cinq volumes dont les titres suivent :

Tome I : Anatomie et physiologie. Prix.................................... 2 fr.
Tome II : Administration et comptabilité hospitalières. Prix.......... 2 fr.
Tome III : Pansements. Prix .... 3 fr.
Tome IV : Femmes en couches. Soins à donner aux aliénés. Médicaments. Petit Dictionnaire. Prix... 2 fr.
Tome V : Hygiène. Prix... 2 fr.
Les cinq volumes réunis. Prix : 7 fr. 50.

BOURNEVILLE et BLONDEAU. Des services d'accouchements dans les hôpitaux de Paris. Brochure in-8° de 40 pages. Paris, 1881. — Prix : 1 fr. — Pour nos abonnés.. 75 c.

BOURNEVILLE et BRICON. Manuel des injections sous-cutanées. 2e éd. Un volume in-32 XXXIV-210 pages, avec 10 fig. dans le texte. — Prix : 2 fr. 50. Pour nos abonnés.. 2 fr.
Nous avons fait faire un élégant cartonnage Bradel. — Prix du cartonnage, 50 c.

BOURNEVILLE et BRICON. Manuel de technique des autopsies. Un volume in-32 de XII-200 pages, avec 5 planches hors texte et 16 figures. — Prix : 2 fr. 50. — Pour nos abonnés.. 2 fr.
Nous avons fait faire un élégant cartonnage Bradel. — Prix du cartonnage.. 50 c.

BOURNEVILLE. — Histoire de la fondation Vallée. Une brochure en 8° de 72 pages avec trois plans. — Prix : 2 fr. — Pour nos abonnés...... 1 fr. 50

BOURNEVILLE. — Remarques sur la réorganisation de l'Inspection médicale des Écoles. — Brochure in-8° de 16 pages.

BOURNEVILLE. — Le service des aliénés dans le département de la Seine. (Conférence faite le 16 janvier 1892 pour la bibliothèque du Ve Arrondissement à la salle des fêtes de la Mairie). Brochure in-8 de 20 pages. — Prix : 60 c. — Pour nos abonnés.. 45 c.

BOURNEVILLE et ROUSSELET. — Manuel d'Assistance publique à Paris. — L'ouvrage sera complet en 25 livraisons et formera un volume in-18 d'environ 50 pages. — Prix en souscription (envoi franco)............. 5 fr.

BOURNEVILLE et TEINTURIER. S.V. Townley, ou du diagnostic de la folie au point de vue légal. Paris, 1866. Brochure in-8 de 16 pages. — Prix : 0 fr. 50. — Pour nos abonnés... 35 c.

BOURNEVILLE. — Rapport sur l'Asile de Villejuif de 1891 et le Budget de 1892. (Rapport sur la modification demandée par l'Administration au programme de l'École départementale d'infirmiers et d'infirmières de l'Asile clinique, pour l'obtention du diplôme. Rapport sur le projet de statuts d'une Société de patronage des aliénés sortis guéris des Asiles d'aliénés de la Seine. Discours prononcé à la distribution des prix de l'École d'infirmiers et d'infirmières de l'Asile clinique.) Brochure in-4 de 53 pages. — Prix : 1 fr. 50 c. — Pour nos abonnés.. 1 fr.

www.ingramcontent.com/pod-product-compliance
Ingram Content Group UK Ltd.
Pitfield, Milton Keynes, MK11 3LW, UK
UKHW020244250726
13967UKWH00004B/1513

9 782012 928633